어느 민간병원의 전략

복합적 면역세포 암치료 "제4의 새로운 암치료"

암에서의 생환

요시다 겐시 지음
이태규 감수

군자출판사

복합적 면역세포 암치료 "제4의 새로운 암치료"
암에서의 생환

첫째판 인쇄 2014년 5월 8일
첫째판 발행 2014년 5월 23일

지 은 이 요시다 겐시
발 행 인 장주연
출 판 기 획 김태경
편집디자인 박은정
표지디자인 김민경
일 러 스 트 문승호
발 행 처 군자출판사
　　　　　　등록 제 4-139호(1991. 6. 24)
　　　　　　본사 (110-717) 서울특별시 종로구 창경궁로 117(인의동 112-1) 동원회관 BD 6층
　　　　　　전화 (02) 762-9194/5　　　　팩스 (02) 764-0209
　　　　　　홈페이지 | www.koonja.co.kr

ISBN 978-89-6278-887-7
정가 13,000원

　최근 흔히 "의학이 눈부시게 발달하여, 옛날에는 불치병이었던 "암" 조차 더 이상 '치유되지 않는 병' 이 아니다' 라는 말을 여러 미디어를 통해서 듣게 됩니다. 확실히 내가 대학의 의학부에서 공부하던 40년 전에 비하면 의학계에 확실히 격세지감이 듭니다. 암뿐 아니라 결핵이나 전염병 등 당시 국민들에게 위협적이었던 여러 가지 병이 그 메커니즘의 해명의 진전으로 치료법이 확립되고 있는 것은 이미 알고 있는 바이며, 매우 기뻐해야 할 일이지요.

　그러나 그렇다고 해도 일본에서만 연간 110만 명이 임종을 맞이하고 있으며, 그 대부분이 '병사(病死)' 라는 점도 또한 사실입니다. 그렇게 생각하면, 불로불사가 실현되는가의 여부는 차치하고, 지금도 병은 엄연히 우리 눈앞에 존재하며, 무엇보다도 중요한 생명을 위협하고 있는 것임에는 변함이 없습니다.

　일본인의 병에 의한 사인을 비율별로 살펴보면, 제1위가 암으로 약 33만 명, 제2위가 심장병으로 약 18만 명, 제3위가 뇌졸중으로 약 14만 명 순입니다. 1980년 이후 30년 이상 사인의 선두자리에 계속 군림하는 암. 역시 암은 지금도 우리들 인간이 무서워해야 할 존재입니다.

　그렇다면 왜 "암은 더 이상 치유되지 않는 병이 아니다" 라고 하는 것일까요? 그것은 치료법의 진화(수술법의 진보, 새 항암제의 개발, 방사선치료의 기술향상 등)에 추가하여, '진단법의 진전' 과 많이 관련되어 있다고 할 수 있습니다. 종래라면 발견하지 못했을 작은 조기 암도, CT나 MRI, PET라는 영상진단장치의 개발과 보급으로 간단히 발견할 수 있게 되었고, 따라서 암을 조기에 치료할 수 있게 된 것입니다. '암은 죽을 병이 아니다'

라고 말할 수 있게 된 가장 큰 요인은 이 '조기 발견' 때문이라고 해도 과언이 아닙니다.

그도 그럴 것이 지금만큼 암의 치료기술이 진보되지 않았던 시대에서도 조기의 암이면 다소 실력 있는 외과의라면 잘라내는 것이 가능했고, 그렇게 해서 살아난 환자가 "저 선생님은 명의다!"라고 퍼뜨리고 다녀서, 일본에서는 '명의'라고 불리는 의사의 대부분이 외과의로 편중된 시대도 있었을 정도입니다. 물론 외과의의 실력도 중요하지만, 그 이상으로 '암'이라고 진단하는 시기가 중요하므로, 실은 종종 조기에 발견된 환자의 "운"이 가장 큰 요인으로 작용하고 있었던 것입니다.

말할 필요도 없지만, 암의 조기발견의 비율이 증가한 것은 기업에서의 정기검진이나 지역레벨에서의 건강진단의 보급, 국민의료보험의 실현 등, 의료제공체제의 충실이 큰 역할을 하고 있는 것이 확실합니다. 그러나 그런 지금에도 매년 약 33만 명이나 되는 사람이 암으로 죽어 가는 현실을 어떻게 받아들여야 할까요?

저는 종양면역을 전공으로 하는 의사입니다. 조부 때부터 구마모토(熊本)에서 병원을 경영하는 집에서 태어나서, 어린 시절부터 의학의 길로 나가는 것이 의무처럼 된 환경에서 자랐습니다. 그 의미에서 '사람의 인생', '인간의 생명'이라는 결코 침범할 수 없는 터무니없이 큰 문제와 직면하는 것을 어린 시절부터 남보다 많이 경험했습니다. 그리고 대학의 의학부에 진학해서 의사가 되어 의업을 계승했습니다. 의사로서의 생활을 40년 계속 해 온 지금조차도, 어린 시절부터 나의 테마였던 이 큰 명제가 해명된 것은 아닙니다. 그러나 지금까지의 임상생활과 연구생활이 결코 헛된 것만이 아니라는 것도 사실입니다.

저는 지금까지 '면역치료' 라 불리는 새로운 암치료의 개발에 의사로서, 그리고 연구자로서 막대한 부분을 쏟아 부어 왔습니다. 그리고 그 집대성이라고도 할 수 있는 "활성화 자기림프구 · NK세포 암치료" 로 많은 암환자들에게 높은 성과를 거두기 시작한 지금, 저의 의사로서의 지금까지의 연구를 한 권의 책으로 남김으로써, 제 뒤를 잇는 연구자나 뜻을 같이 하는 의료관계자들에게 일조가 되고, 그리고 그 이상으로, 지금도 '암' 이라는 현대의 위협에 두려워하는 많은 환자와 그 가족들에게 희망을 줄 수 있지 않을까 생각한 것입니다.

그러한 나의 의도에 따라서 이 한 권의 책을 이용하셔서, 독자여러분께 조금이라도 도움이 될 수 있다면 저자로서 기대이상의 기쁨이겠습니다.

2013년 7월

吉田憲史

오모테산도 요시다병원 한국 주재 사무소 인사말

안녕하십니까? 오모테산도 요시다병원 한국 주재 사무소 소장 이태규입니다.

최근 수년간 요시다병원을 찾는 암환자가 계속 늘고 있으며, 우리나라는 현재 암유병자가 100만 명에 이르렀습니다. 우리나라 국민 4명중 1명이 암으로 사망할 만큼 암은 국민들의 건강을 크게 위협하고 있습니다. 이에 발맞춰 암 의료계도 점점 진화, 발전하고 있으며 암에 대한 치료법은 다양하게 발전하고 있습니다. 요즘 세계 의학계는 면역세포를 활성화하여 치명적인 암까지도 극복할 수 있는 새로운 치료법을 연구하고 있습니다. 면역세포 요법은 제4의 암 치료법으로 주목받고 있습니다.

오모테산도 요시다병원 한국 주재 사무소는 제4의 암치료법으로 주목받고 있는 면역세포요법, 사진이 가진 면역세포를 가지고 면역력을 높여 암세포의 진행을 억제, 전이 혹은 재발을 예방하는 면역세포치료를 국내 암환자에게 보다 편리하고 효율적인 시스템으로 제공하기 위해 개소하게 되었습니다.

오모테산도 요시다병원은 암환자의 삶의 질을 증진시키고 암환자와 가족의 건강한 삶을 위하여 끊임없는 노력을 하고 있습니다.

희망 나눔과 따뜻한 동행 그리고 원스톱 의료 서비스 제공

한국 주재 사무소에서는 환자가 안심하고 치료받을 수 있도록 상담, 진료예약에서부터 출입국 티켓팅, 병원 안내, 진료 통역지원 등 ONE-STOP

의료 서비스를 제공하고 있습니다. 암치료에 있어 중요한 것은 치료의 중심을 '암'보다는 '암'을 지닌 사람의 신체, 생명력, 건강한 삶에 두는 것입니다. 많은 사람들이 면역력을 강화하여 암을 극복하였습니다. 그래서 희망이 있습니다.

면역력을 높이면 암을 극복할 수 있다

암을 두려워하지 마십시오. 자신을 받아들이고 더욱 사랑하시기 바랍니다. 아침에 눈을 뜨면 새로운 하루에 감사하고 사랑하는 사람들과 함께 할 수 있음에 감사하고 항상 긍정적이고 즐거운 마음으로 밝게 웃으며 내 몸의 질병은 내가 스스로 낫게 한다라는 적극적인 자세가 필요합니다. 매사 긍정적인 생각과 삶을 행복하게 채워나가려는 환자는 암치료 예후가 좋은 것으로 발표되고 있습니다. 이는 암치료는 의학적인 치료도 필요하지만 환자의 마음 자세가 치료에 결정적인 영향을 끼친다는 것을 의미합니다.

여러분 모두 암을 치유하고 행복한 제2의 인생을 살아갈 수 있기를 바라며 환자 여러분 한분 한분에게 항상 최선을 다할 것을 약속드립니다.

저자 소개

吉田憲史(Kenshi Yoshida)

1939년 구마모토시 출생

65년 큐슈대학 의학부 졸업

70년 구마모토대학 대학원 수료, 의학박사

72년 요시다병원 (현 오모테산도 요시다병원) 원장

83년 요시다병원 총원장

97년 요시다클리닉 · 도쿄총원장(겸임)

암전이의 억제메커니즘의 연구 및 암면역세포치료를 전문으로 하고 TV, 라디오의 medical commentator (의학 해설자)로도 활약

일본의학저널리스트협회 회원

일본암학회, 일본암전이학회, 일본면역학회 회원

일본내과학회, 일본인간독학회 인정의

일본의사회인정산업의

라이온스클럽 국제협회 전국제이사

니토베(新渡戶)문화대학 객원교수

(공사) 일본메디컬급식협회회장

- JAPAN KUMAMOTO OFFICE

  2-5, Kitasendanbata-Machi, Chuo-Ku, Kumamoto-City, Japan

  Tel : 81-96-343-7432 Fax : 81-96-343-7626

- JAPAN TOKYO OFFICE

  1-29-1, Kakikaracho, Nihonbashi, Chuo-ku, Tokyo-City, Japan

  Tel : 81-90-8288-2870

- KOREA BUSAN OFFICE

  #2103, Centum Leaders Mark, Woo-Dong, Haeundae-Gu, Busan, Korea

  Tel : 82-51-747-6031 Fax : 82-51-747-6036

- CHINA DALIAN OFFICE

  Room, 2407, B-Seat TIME square Zhongshan, District Dalian, China

  Tel : 82-441-3981-7779 Fax : 82-441-3981-7778

제2장 암치료에 대한 "오모테산도(表参道) 요시다병원" 과 "요시다클리닉·도쿄" 의 전략

목차

제4장 "활성화 자기림프구 · NK세포 암치료" Q & A

제5장 암은 죽을 병이 아니다. 당황하지 말자! 포기하지 말자!

"활성화 자기림프구 · NK세포 암치료" 의
확립에 이르기까지

연간 약 33만 명의 생명을 앗아가는 암과 싸워 온 지 30년

"암", 이라는 병명을 듣고 여러분은 우선 무엇을 생각합니까? 아마 대부분의 사람들은 "죽음"을 떠올리지 않을까요? 코지엔(廣辭苑 : 일본어 사전)에서이 용어를 찾으면, 다음과 같이 기재되어 있습니다.

①악성종양의 총칭 ②전하여, 기구·조직 등에서 최대의 난점이 되고 있는것

확실히 코지엔(廣辭苑)은 한 점의 오차도 없이, 이 짧은 문장에서 암이라는질환을 훌륭히 설명하고 있습니다. 말로 나타내면 이렇게 짧게 설명할 수 있는 병과, 인류는 오랜 세월동안 고생하며 싸워 왔습니다. 그리고 그 전쟁은 인간에게 고난의 연속으로, 이대로 미래에 승리하는 것이 불가능한 것은 아닐까하는 생각이 들 정도로, 그 존재는 큰 것이었습니다.

현재도 이 일본이라는 국가 하나만 보더라도, 매년 30만 명 이상의 사람들이 암으로 생명을 잃고, 현재도 약 700만 명이 이 병과 싸우고 있습니다.

저는 인류에게 있어서 최대의 적이라고 할 수 있는 이 병을 임상의로서, 연구자로서 30년 이상 지켜봐왔습니다. 그리고 이 거대한 질환에 대한 하나의전략을 구축하는 데에 소비해 온 이 세월이, 바야흐로 햇빛을 보는 단계에까지 접어든 것을 실감하고 있습니다.

지금도 치료의 9할을 차지하는 3대 요법 – 수술, 항암제, 방사선

암의 치료법은 크게 3종류로 분류됩니다. 우선 제1의 치료법은 "수술"입니다. 저는 내과의로서, 수술은 외과, 즉 저로서는 전문외의 영역이 되는 셈이지만, 그래도 암의 치료법을 생각할 때는 우선 처음에 수술을 하는 것에 다른 의견이 없습니다. 외과적으로 수술을 함으로써, 암조직을 체외로 꺼낼 수 있다면, 그보다 나은 치료법이 없기 때문입니다.

제2의 치료법은 "화학요법"입니다. "항암제 치료"라고도 하며, 약으로 암세포를 공격하여 싸우는 것으로, 이것은 내과가 담당하는 치료법입니다. 암의 종류에 따라 다르지만, 최근에는 강력한 항암제가 개발되어서, 이전에 비하면 상당히 효과적인 치료를 기대할 수 있게 되었습니다. 암이 진행되고 있거나, 체력적으로 수술을 할 수 없는 상태인 환자가 선택하는 치료법입니다.

제3의 치료법은 "방사선요법"입니다. 이것은 그 명칭대로, 눈에 보이지 않는 방사선을 암조직에 조사하여, 세포를 파괴한다는 치료법으로, 항암제와 마찬가지로, 수술을 할 수 없는 환자나, 술후의 follow up에 이용되는 치료법입니다. 최근에는 '중립자선치료'라는 매우 대규모장치를 이용한 강력하고 섬세한 방사선요법도 임상에 도입되는 등, 기술레벨이 급격히 진보되어 있는 치료법이라고 할 수 있겠지요.

그리고 이 3가지 치료법을 가리켜 "암의 3대 치료법" 또는 "표준치료"라고 하며, 오랜 세월에 걸쳐서 암치료의 핵을 이루어 온 것은 여러분도 이미 아시는 바입니다. 현재도 암치료에서 이 3대요법의 점유율은 90% 이상을 차지하고 있습니다.

각광을 받는 "면역"에 거는 암치료의 기대치

후에 상세히 해설하겠지만, 이 3가지 치료법은 각각 장점과 단점이 있어서, 장점을 능숙하게 조합시킴으로써 효과적인 치료를 하는 것이 지금까지 암치료의 근본적인 생각이었습니다. 그 생각은 현재도 기본적으로는 변함이 없습니다.

그러나 이미 언급했듯이, 이 종래의 치료법으로는 인류가 암이라는 병을 치료할 수 없게 된 것도 또한 사실입니다. 매년 많은 환자가 이 암이라는 병에 생명을 잃고 있다는 것은, 이 3가지 치료법만으로는 불완전하다는 것을 의미합니다.

그런 중에, 근년 들어 주목받게 된 "면역요법"이라는 치료법이 있습니다. 아마 독자 여러분도 1번이나 2번은 이 말을 들어 본 경험이 있으리라 생각하는데, 이것은 앞에서 언급한 3가지 치료법의 어느 것에도 해당되지 않는, 전혀 다른 치료법입니다.

예를 들어 인플루엔자 유행기에 '한번 인플루엔자에 걸려 치료한 사람은 면역이 생겨서 잘 감염되지 않는다'는 이야기를 흔히 합니다. 면역이란 바로 이런 것으로, 병원균이나 독소가 체내에 들어와도, 몸에 그 독소에 대한 저항력이 있어서 damage를 받지 않는다―는 것이 면역의 작용입니다. 인플루엔자로 예를 들자면, 1번 인플루엔자 바이러스가 체내에 들어와서 세력을 확대하면, 몸이 damage를 입어 발열, 구토, 두통이나 마디마디의 통증을 느끼게 됩니다. 이른바 "발증"입니다.

그러나 이때 체내에서는 활성화되어 있는 인플루엔자 바이러스에 대해 '항체'라는 물질이 공격을 개시하고, 서서히 인플루엔자 바이러스를 해치우는 것입니다. 그 결과, 인플루엔자 바이러스의 세력이 감퇴되어 가면, 발열 등의 여러 증상이 없어지고, 최종적으로 '회복'하게 됩니다. 이와 같이 면역이란, 체내에서 나쁜 짓을 하는 적에 대해서, 체내의 힘으로 대항해 가는 작용을 말하며, 그 경과의 흐름에서 "자연치유력"이라고 표현하기도 합니다.

면역이란 무엇인가? – 면역력의 저하를 예방하는 연구

면역에 관해서도 조금 설명을 추가하겠습니다.

대저 면역이란, 체내에 있는(들어온) 물질이 "자기自己"인지 "비자기非自己"인지를 인식하여, 비자기이면 공격 · 배제하여 자기를 지키려고 하는 작용을 말하며, 이것은 태어나면서부터 가지고 있는 생체반응입니다. 여기에서 말하는 "비자기"에는 병원균이나 바이러스가 포함되며, 암세포도 여기에 해당됩니다.

이 면역기구에서 실제로 비자기 물질과 싸우는 세포를 "면역세포"라고 하며, 백혈구 속에 존재합니다. 이 면역세포는 흉선(림프절과 유사하며, T세포라고 하는 세포성 면역을 가지는 림프구의 분화 · 증식에 관여하는 기관)이라는 장기에서 생산(세포에서 물질이 합성 · 생성되는 것)되는데, 인간은 20세 정도를 경계로 흉선의 기능이 저하됩니다. 즉, 노화와 더불어 면역력이 저하하게 됩니다.

추가하여 현대인의 대부분은 한창 때에 식생활의 편식이나 운동부족, 스트레스의 축적을 초래하여, 당뇨병이나 고혈압이라는 이른바 생활습관병이나 메타볼릭 신드롬(내장지방증후군)에 쉽게 빠지게 됩니다. 이러한 기초질환을 가지게 되면, 그렇지 않아도 작아진 면역세포가 항상 기초질환과의 싸움에 동원되어, 새로운 적에 대한 수비가 희박해져 버리는 것입니다. 고령자가 됨에 따라서 감기나 폐렴에 쉽게 걸리게 되고, 암환자가 느는 것도, 이러한 배경 때문이라고 예측되고 있습니다.

이러한 면역력의 저하는 생활상의 연구로 보충하는 것이 가능합니다. 특히 자율신경(심장을 움직이는 신경처럼 인간이 스스로 의식하지 않고 맘대로 움직이는 신경)의 균형이 좋아지면 면역력이 향상되는 것을 알 수 있습니다. 자율신경에는 활동적일 때에 우위가 되는 교감신경과 수면시처럼 relax했을 때에 우위가 되는 부교감신경이 있는데, 어느 한 쪽이 "항상 분발하고 있는" 상태는 면역기구로서 바람직한 상태가 아닙니다. 특히 현대인의 대부분은 교감신경이 우위가 되는 시간이 길다는 점에서, 가능한 한 마음의 안정 상태를 유지하도록 명심하여, 교감신경과 부교감신경이 규칙적이고 주기적으로 반복하도록 해야 합니다.

면역력 상태 체크

다음의 2가지 질문은 내가 어느 TV프로그램에 출연했을 때 작성한, 면역력의 상태를 평가하기 위한 체크리스트입니다. "몸의 상태에 관하여"의 10항목과 "마음의 상태에 관하여"의 10항목을 합하여 20항목의 질문에 "예"나 "아니오"로 답하고, "예"라고 답한 숫자에 따라서 현재 면역 상태를 검사하는 것입니다. 한번 해 보시기 바랍니다.

● **면역력의 체크 리스트**
〈몸의 상태에 관하여〉
    ① 쉽게 피로하다
    ② 감기에 잘 걸린다
    ③ 열이 있는 듯한 느낌이 계속 된다
    ④ 화장이 잘 먹지 않거나 피부가 거칠다
    ⑤ 손톱에 윤기가 없다
    ⑥ 구내염이나 헤르페스(대상포진)가 잘 생긴다
    ⑦ 설사나 변비가 잘 생긴다
    ⑧ 식사가 맛이 없다
    ⑨ 술이 맛이 없다
    ⑩ 갑자기 체중이 줄었다

〈마음의 상태에 관하여〉
    ① 쉽게 초조해진다
    ② 최근 신변에 불행한 일이 있었다
    ③ 노후가 불안하다
    ④ 자녀의 장래가 불안하다
    ⑤ 푸념을 늘어놓는다
    ⑥ 몰두할 취미가 없다
    ⑦ 수면부족
    ⑧ 일에 의욕이 없다
    ⑨ 집중력이 떨어진다
    ⑩ 사람들과 그다지 대화하고 싶지 않다

자, 어떻습니까? 참고로 평가방법은 각 항목마다 "예"라고 답한 수로 평가합니다. "예"의 수가 각각 3개 미만이면 문제없음, 3~7개이면 주의, 8개 이상이면 위험해집니다.

설마 많은 분들이 "주의" 또는 "위험"의 zone에 들어간 것은 아니겠지요? 물론, 이 체크리스트 결과가 나빴다는 것만으로, 바로 암이나 병원에 가야 한다는 것은 아니지만, 리스크가 높은 것은 사실이므로, 주의해서 나쁠 것은 없습니다. 사실, "문제없음"인 사람과 비교하면, 매우 높은 확률로 암에 걸리기 쉬운 생활을 하고 있는 셈이니까요.

그래서 제가 권장하는 "면역력 향상을 위한 5가지"를 보시기 바랍니다. 이것을 열심히 하면, 면역력이 확실히 향상됩니다. 이미 암에 걸린 사람도, 일상생활에서 이 5가지를 실천하면, 치료를 support하게 되는 셈이므로, 꼭 참고로 하시기 바랍니다.

〈면역력 향상을 위한 5가지〉
① 심한 스트레스를 삼간다. 스트레스에 강한 체력 · 정신력을 기른다
② 스트레스의 발산법을 생각한다 relaxation · 휴양 · 취미 · 스포츠 · 온천
③ 면역력의 저하를 빨리 깨닫는다(구순헤르페스, 구내염, 대상포진의 발생은 면역기능의 저하를 나타낸다)
④ 의료적으로 예방한다(폐렴백신, 인플루엔자백신 등) 안티에이징(면역세포의 활성화, 영양관리 등)
⑤ 체력을 떨어뜨리는 행위나 치료를 삼간다

암의 발생에 관하여 – 암세포는 매일 발생하고 있다

그럼, 암으로 되돌아갈까요?

여러분은 매일 자신의 몸에 수많은 암세포가 태어나고 있다는 사실을 알고 계십니까? 이런 말을 하면 "거짓말! 매일 암세포가 태어나면, 벌써 죽었지"라고 생각할 지도 모르지만, 사실입니다. 그럼, 왜 매일 많은 암세포가 체내에서 태어나고 있음에도 불구하고, 건강하게 지내는 것일까? 이것은 면역력에 의해서 암세포가 성장하기 전에 처치해 버리기 때문입니다.

인간의 몸은 태어나면서부터 여러 가지 외적과의 싸움을 강요받고 있습니다. 대기 중에는 무수한 균이나 바이러스가 존재하고, 그 속에는 우리들 인간의 건강에 큰 피해를 주는 작용을 하는 것도 다수 존재합니다.

그리고 적이 있는 것은 인체의 외부만이 아닙니다. 인간뿐 아니라 대부분의 생물은 항상 세포분열을 반복함으로써 신진대사를 도모하여, 생명을 유지하고 있습니다. 인간의 몸은 약 60조 개의 세포로 이루어져 있으며, 각각 항상 세포분열을 반복하고 있습니다.

우리들이 의식하지 못하는 곳에서 팽대한 횟수의 세포분열이 일어나고 있는 것입니다. 이 세포분열의 과정에서 돌연변이가 생겨서, 정상세포가 아닌, 악성도가 높은 세포가 태어나는 수가 있습니다. 그 하나가 악성 신생물, 즉 암세포인 것입니다.

그리고 이 암세포는 매일 체내에서 수백에서 수천 개나 탄생하는데 암세포가 인체에 영향을 미칠 정도까지 성장하는 것보다 먼저 면역세포가 처치해 버리므로, 대부분의 경우는 영향을 받지 않습니다.

참고로 1개의 암세포가 1cm의 크기가 되기까지는 10억 개까지 세포분열을 해야 하며, 성장하는 데에 10년 정도의 시간이 걸립니다. 통상은 그 정도로 진전하기 전에 면역세포의 공격으로 암세포가 파괴되어 버립니다.

그런데 스트레스나 생활습관의 악화 등의 요인이 중복되어 면역세포의 공격을 피하고 암세포가 힘을 길러서 성장했을 때, 인간에게 암이 발증하게 됩니다. 즉, 암이라는 병은 인간의 면역기구의 그물망을 빠져 나와서 세력을 기르는 악성세포라고 할 수 있습니다.

암세포와 싸우는 면역세포

여기에서 면역세포에 관한 설명을 하겠습니다.

인간의 몸을 악성세포로부터 지켜 주고 있는 면역세포에는 몇 가지 종류가 있습니다. 특히 암세포를 공격하는 것은 림프구, Natural Killer세포(NK세포), macrophage, 수상세포(樹狀細胞) 등입니다. 이 중 림프구에는 T림프구(T세포)와 B림프구(B세포)의 2종류가 있으며, T세포는 다시 helper T세포와 killer T세포로 세분화됩니다. 이 면역세포들의 작용은 다음과 같습니다.

- NK(Natural Killer)세포 …… 림프구계 세포로 체내를 순환하며 항상 순회하고 있습니다. 순회 중에 이상한 세포를 발견하면, 직접 공격하여 파괴합니다. 암세포가 체내에 발생한 초기단계에서 활약합니다.
- macrophage …… 일명 "탐식세포"라고 하며, 체내에서 "이물異物"이라고 간주되는 것을 자신 안으로 흡수해서 소화시켜 버리는 작용을 합니다.

10

긴 촉수를 가지고 있으며, 포착한 적을 먹은 찌꺼기 파편을 helper T세포에게 건네줌으로써, 적의 정보를 전달합니다.

• 수상세포 …… 체내에 침입해 온 세균이나 바이러스, 암세포 등의 이상세포를 재빠르게 인식하여, helper T세포에게 전달하는 역할을 하고 있습니다.

• B림프구 …… 체내에 침입해 온 이물에 대해서 특이적인 항체를 산출합니다.

• helper T세포 …… macrophage로부터 받은 적의 정보를 근거로 "사이토카인"이라는 공격의 지령을 내립니다. 또 한편에서는 killer T세포의 작용을 돕거나, B림프구가 분비하는 항체의 산출을 촉진시키는 역할도 담당하고 있습니다.

• Killer T세포 …… 암세포나 바이러스에 감염된 세포 등을 직접 공격하여, 악성세포를 파괴하는 작용을 합니다. 암세포가 발생한 초기는 NK세포가 주로 공격하지만, 이미 발증해 버린 암에는 이 killer T세포가 특히 큰 공격력을 가지고 있습니다.

이와 같이 우리들 인간의 몸속에는 많은 면역세포가 밤낮으로 암세포를 대표하는 악성세포와 싸우고 있어서, 그 작용에 의해서 우리들의 건강이 유지되고 있는 것입니다.

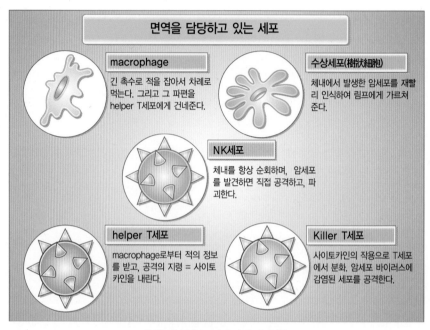

면역을 담당하고 있는 세포

macrophage
긴 촉수로 적을 잡아서 차례로 먹는다. 그리고 그 파편을 helper T세포에게 건네준다.

수상세포(樹狀細胞)
체내에서 발생한 암세포를 재빨리 인식하여 림프에게 가르쳐 준다.

NK세포
체내를 항상 순회하며, 암세포를 발견하면 직접 공격하고, 파괴한다.

helper T세포
macrophage로부터 적의 정보를 받고, 공격의 지령 = 사이토카인을 내린다.

Killer T세포
사이토카인의 작용으로 T세포에서 분화. 암세포 바이러스에 감염된 세포를 공격한다.

암세포와 싸우는 여러 가지 면역세포

암의 전이는 "면역"으로 억제된다

암세포는 처음 발생한 장소(원발소)에만 머물러 있는 것이 아닙니다. 인접한 장기로 서서히 침윤해 가거나, 세포 스스로가 혈액이나 림프의 흐름을 타고 먼 곳의 장기로 전이하여 그 곳에서 증식하는 등, 틈만 있으면 세력을 확대하려고 합니다.

또 암세포라 하더라도 "생물"이므로, 자기 자신이 영양을 섭취하지 않으면 살아갈 수 없습니다. 그래서 암조직은 혈관(가는 정맥)에서 자신에게 연결되는 새로운 혈관을 개통하여, 그 곳에서 산소나 영향을 흡수하는, 실로 자기 멋대로 교묘한 수단을 써서 증식해 갑니다.

여담으로, 역시 최근 연구가 진행되고 있는 암치료에 "탈리도마이드(thalidomide)"라는 약을 사용한 방법이 있습니다. 이것도 현재 일본에서는 승인되지 않은 치료법이지만, 탈리도마이드라는 약 이름은 여러분도 아시겠지요? 제2차 세계대전 중에 독일에서 개발된 수면제로, 이것을 복용한 임부가 계속해서 형체에 이상이 있는 아기를 낳았다 하여, "악마의 약"으로 세계적으로 알려진 약입니다. 최근 이 약이 암치료에 유효하다는 보고가 있어서, 많은 임상의가 흥미를 가지고 연구하고 있는데, 그 메커니즘이 이 암의 혈관신생작용과 관련되어 있습니다.

암세포는 자신의 영양보급을 위해서 정맥에서 새로운 혈관을 신생하려고 하는데, 이 탈리도마이드에는 혈관신생을 저해하는 작용이 있는 것 같습니다. 형체이상의 아기가 태어나는 것도 그 때문으로, 원래는 생겨야 할 혈관이 생기지 않아서 불행한 아기가 탄생하게 된 것입니다. 이 메커니즘을 역으로 이용하여, 탈리도마이드를 복용함으로써 암에 대한 영양보급로를 차단하여, 암세포의 식량을 공격하는 것이 이 치료법의 견해입니다.

그럼, 면역치료에서는 어떤 방법을 이용할까요? 실은 암세포가 증식하거나 전이되는 것을 예방하는 작용을 하는 것이 NK세포와 T림프구입니다. 바꿔 말하자면, 암이 발증한 사람의 경우, 이 2개의 면역세포가 부족하거나 역부족인 경우가 대부분입니다. 그래서 면역치료에서는, 이 NK세포와 T림프구, 그 중에서도 killer T세포를 증식시킴으로써, 암세포의 증식, 전이를 막고, 암의 행동을 예측해 가는 것입니다.

애당초 암세포는 본래 인간의 체내에 있어서는 안되는 "이물" 입니다. 이물이면 바로 면역시스템이 작용하여 총공격을 해야 하는데, 암세포는 이물이지만, 정상세포가 돌연변이 하여 생긴 것이므로, 때로 면역시스템이 약해지면, 간과해 버리는 수가 있습니다. 이것을 "면역 escape" 라고 합니다.

그러니까, 면역치료에서는 우선 본래의 면역시스템의 능력으로 되돌아가서, 그이상의 강력한 포진을 구축함으로써, 체내에 발생한 암세포와의 싸움을 유리하게 진행해 가도록 작용하는 것입니다.

암치료 "제4의 기둥" – 수술, 항암제, 방사선 그리고 "면역요법"

이와 같이 암세포의 성장하는 방법에 주목하여, 구성된 것이 "면역치료" 입니다. 수술은 외과적으로 암조직을 절제하는 치료, 화학요법은 약의 작용으로 암세포를 공격하는 치료, 방사선요법은 방사선을 암세포에 조사함으로써 그 작용을 약화시키려는 것입니다. 거기에 반해서 면역치료는 어떤 수단을 강구함으로써 체내의 림프구와 NK세포의 수를 증가시키거나 힘이 쇠퇴된 면역세포에 다시 강한 힘을 줍니다. 면역세포, 본래의 암세포에 대표되는 체내의 이물을 공격하는 세력을 증강하여 싸움을 유리하게 추진해 가려는 견해인 것입니다. 수술·항암제·방사선이라는 종래의 암에 대한 "3대 요법"에 이어지는 획기적인 치료법이라는 점에서 "제4의 암치료법"으로서, 세계적인 연구자나 임상의가 주목하고 있는 치료법입니다.

■ 수술

수술로 암세포를 제거한다는 견해가 가장 알기 쉽고 명확합니다. 확실히 수술을 할 수 있는 상황이라면, 현재도 이것이 가장 효과적인 치료법이라고 할 수 있겠지요. 최근에는 내시경이나 복강경 등의 개발과 보급으로, 수술 내용도 이전과는 상당히 변화하고 있습니다. 종래라면 개복수술을 해야 하는 케이스라도, 위 fiberscope나 대장 fiber 등의 내시경으로 장관 내부에서 적출수술을 하거나, 또는 복강경으로 신체적 damage를 최소한도로 하여 고도의 수술을 할 수 있게 되었습니다.

그러나 그래도 환자의 체력이 수술을 견딜 수 없는 상황인 경우, 이미 전이가 진행되어 한, 두 군데 수술을 했지만 그다지 큰 효과를 얻지 못한 상황에서는 수술 그 자체가 그다지 의미가 없게 됩니다. 그럴 때에 선택할 수 있는 것이 항암제나 방사선 치료입니다.

■ 항암제 치료(화학요법)

항암제는 약의 힘으로 암세포를 공격하는 것으로, 이것이라면 체내의 어디에 암세포가 있다 해도, 항암제 성분이 혈액을 타고 전신을 순환하므로 효과적입니다. 전이가 진행되어, 원발소가 어디에 있는지 알 수 없는 암이라도, 효과를 기대할 수 있는 치료법입니다.

그러나 이 치료에도 결점이 있어서, 항암제가 "세포를 처치하는" 작용이 암세포뿐 아니라, 정상세포에도 똑같이 작용한다는 것입니다. 이 작용에 의해서 정상세포가 큰 피해를 받은 상태를 "부작용"이라고 부르는 것입니다. 주작용인 항암작용을 누리기 위해서, 그 대가로 정상세포를 희생해야 합니다. 참으로 진퇴양난입니다. 최근에는 암세포만을 선택하여 공격하는 항암제도 개발되었지만 항암제뿐 아니라 어떤 약이든지 반드시 많든 적든 부작용이 있으므로, 이것을 전혀 일으키지 않고 계속 치료한다는 것은 정말 대단한 일입니다.

특히 항암제는 신진대사가 활발한 세포에 강한 공격을 한다는 특성을 가지고 있습니다. 이것은 암세포가 빠른 속도로 세포분열을 반복해 간다는 특성을 이용해서 만들어졌기 때문이지만, 한편 체내에서 빠른 속도로 세포분열을 하고 있는 것은 암세포뿐만이 아닙니다. 위세포나 머리카락의 세포 등은 다른 세포보다도 고속도로 세포분열을 반복하고 있습니다. 항암제는 그것을 간과하지 않고 암세포를 공격하는 한편, 위세포나 머리카락의 세포도 공격하여, 그 결과로 위세포가 당하면 '구역질', 머리카락의 세포가 피해를 입으면 '탈모', 라는 여러분도 알고 있는 항암제 특유의 부작용이 나타나게 되는 것입니다.

■ 방사선 치료

방사선 치료에도 똑같은 결점이 있습니다. 방사선은 몸의 표면에서 내부를 향해서 조사합니다. 때문에 체내의 암세포에 방사선이 닿기 전에, 암세포보다 체표에 가까운 부분의 조직이 암세포보다도 큰 피해를 입게 되는 것입니다. 이것을 피하기 위해 최근에는 체표에서 암조직까지 거의 피해를 입지 않고 진입하여 암조직이 있는 부분에서 폭발적으로 방사선이 퍼져, 암만 큰 공격을 받을 수 있는 설계의 치료법도 테스트되고 있는데, 실용레벨로 보급되기까지는 아직 시간이 걸릴 것 같습니다.

물론 외과적인 수술에도 상흔이 남고, 체내에서의 유착이나 감염증의 위험성 등이 확실히 있어서, 완전한 치료법이라고 할 수는 없습니다. 즉, 종래의 암에 대한 3대 요법은 어느 것이나 암을 공격한다는 효과가 있는 반면, 일종의 부작용을 각오해야 합니다.

설사 부작용이 생겼다 해도, 그것을 상회하는 주작용(항암작용)을 얻을 수 있으면 되는데, 치료를 해 보지 않고는 알 수가 없습니다. 때로는 치료를 해서 효과보다도 오히려 손상이 많이 남게 되는 경우도 없다고는 할 수 없습니다.

면역요법에도 여러 가지가 있다 – "화분증(꽃가루 알레르기) 면역치료"와의 차이

면역요법은 인간이 본래 가지고 있는 "외적(이물)에 대한 공격력=자연치유력"을 높여서, 암세포에 대한 공격력을 강화하여 싸우려는 견해 하에서 구성된 치료법입니다.

이 "면역요법"에도 몇 가지 종류가 있어서, 어느 것이나 "인간이 가지고 있는 면역력을 이용한다"는 점은 똑같지만, 대상으로 하는 질환에 따라서 내용이 전혀 달라지는 것도 있습니다.

예를 들어 화분증의 면역치료 등은 암에 대한 것과는 전혀 다른 것입니다.

화분증의 메커니즘은, 예를 들어 삼나무 꽃가루의 알레르기가 있는 사람의 경우, 그 사람의 몸에 삼나무 꽃가루는 "악성"로 인식되는 물질이며, 이 악성인 삼나무 꽃가루가 체내(주로 눈이나 코, 입)로 들어오면, 그것을 어떻게든 밖으로 내보내려고 하거나, 또는 더 이상 체내에 침입할 수 없는 반응을 일으킵니다. 눈물이나 콧물이 나오는 것은 꽃가루를 몸 밖으로 내보내기 위해서이며, 코가 막히는 것은 체내로의 침입을 막기 위해서인데, 이러한 생체반응을 "알레르기반응"이라고 합니다.

통상, 화분증으로 이비인후과에 가면 약물요법이라고 해서 알레르기반응을 억제하는 약이 처방됩니다. 애당초 삼나무 꽃가루는 암세포처럼 체내에서 뭔가 나쁜 짓을 하는 것이 아니므로, 몸에 들어와도 별 문제는 없지만, 알레르기가 있는 사람의 몸은 그것을 허락하지 않습니다. 그래서 굳이 반응을 일으켰을 때에는 약으로 어르고 달래서, 알레르기반응을 억제하자는 것이 화분증 약물요법입니다.

이에 반해서 화분증 면역요법이란, 근본적으로 체질을 개선하여, 삼나무 꽃가루가 체내에 들어와도 알레르기반응을 일으키지 않도록 하는 치료법입니다. 매우 소량의 삼나무 꽃가루 엑기스를 몇 개월간 주사하여, "이 물질은 적이 아니다"라는 것을 몸에 기억하게 하는 것입니다. 처음에는 적은 양이라고 해도 알레르기물질을 주사하는 셈이므로, 많든 적든 알레르기반응을 일으키는데, 몇 개월간 계속하면, 점차 면역기구가 익숙해져서 반응하지 않게 됩니다. 그리고 완전히 반응이 멈췄을 때에, 그 사람은 공공연하게 삼나무 화분증이 아니게 됩니다.

이 치료법을 전문으로 하고 있는 이비인후과의의 얘기로는, 완전히 알레르기에서 벗어난 사람이 하늘이 누렇게 될 정도로 꽃가루가 날고 있는 삼나무 가로수길 아래에 서 있어도, 재채기나 눈물이 전혀 나오지 않을 정도였다니, 그 효과가 절대적인 것 같습니다.

정부도 나선 "order made"인 암치료

　그럼, 암의 면역요법은 어떨까요? 화분증에서의 면역요법과는 다소 취지가 다릅니다. 아니, 생각에 따라서는 '정반대'라고도 할 수 있습니다.

　화분증인 경우는 몸에 알레르겐(알레르기반응을 일으키게 하는 원인물질)을 익숙하게 함으로써 알레르기반응을 일으키지 않도록 하는데, 암에서의 면역요법은 이 면역의 힘을 더욱 강하게 하여 암세포와 싸우게 하려는 것입니다. 어느 치료법도 같은 '면역'이 메인이지만, 화분증은 면역을 '약하게' 하는 데에 반해서, 암은 '강하게' 됩니다. 물론, 화분증은 알레르기반응을 대상으로 하고 있어서, 면역은 면역이라도 암치료에서의 면역과는 종류가 다르지만, 같은 '면역요법'이라도 질환에 따라서 내용이 전혀 다릅니다.

　이미 언급한 대로, 암 면역요법에서는 환자 자신의 림프구와 NK세포라는 면역세포를 일체 몸밖으로 꺼내어, 과학적으로 배양하여 수를 늘려서 활성화시킨 후에 체내로 되돌립니다.

　이것을 "활성화 자기림프구·NK세포 암치료"라고 합니다. 누군가 다른 사람의 면역세포를 사용하는 것이 아니고, 또 인공적인 약물을 체내에 넣는 것도 아닌, 자기 자신의 면역세포를 늘려 강력하게 하여 암과 싸운다는 특징에서 "order made형 암치료"라고 하기도 합니다.

　암의 증상이나 진행의 정도는 환자에 따라서 천차만별. 여기에 획일적인 치료로 임한다는 것은 실은 무리가 있습니다. 그러나 이 치료법이라면, 자신의 암의 진행도를 기초로 치료가 구성되며, 사용하는 것도 환자 자신의 몸에 있는 면역세포이므로 효과도 매우 높고, 또 안전성에서도 뛰어난 치료법입니다.

최근에는 이 치료법의 유효성이 주목을 받아서, 일본에서도 많은 병원이나 클리닉에서 도입되었고, 후생노동성도 장래성이 있는 새로운 치료법이라는 점에서 '고도선진의료'로서 인정하였으며, 국가가 지정하는 대학병원에서도 본격적인 실험이 행해지고 있습니다. 매스컴의 주목도도 높아서, 여러분도 아마 어딘가에서 본 적이 있을지도 모르겠습니다.

그런 주목도가 높은 치료법에, 본원에서는 독자적인 연구를 추가하여, 진화형으로 개량하였습니다. 그 진화판 암 면역요법에 의해서, 2003년부터 2013년 2월까지 718명의 환자가 실제로 치료를 받고 있습니다.

"자신의 세포"를 사용하므로 안전
- 약 500만 개의 세포를 2주 동안에 600배까지 증식

"활성화 자기림프구·NK세포 암치료"는 우선 환자의 혈액을 30cc 정도 채혈하고, 이것을 원심분리기에 돌려 림프구와 NK세포만을 빼냅니다. 통상 치료를 막 시작한 암환자의 경우, 30cc의 혈액에 포함되는 림프구는 약 500만 개 정도입니다. 분리된 림프구와 NK세포를 전용 배양액에 담가서, 완전위생상태의 관리 하에 2주에 걸쳐 배양합니다. 그러면 환자의 상태에 따르지만, 림프구의 수는 20~40억 개 정도로 증가하고, 그 중 NK세포의 수는 30~40% 증식하며, 하나하나의 면역세포도 2주 전 채혈시보다 활성화됩니다. 이 시점에서 면역세포의 위력은 배양전과 비교하면 수십 배에서 수백 배로 증강되어 있습니다.

20

채혈에서 2주 후, 이 극히 강력해진 면역세포를 다시 환자의 몸에 링거로 되돌림과 동시에, 다시 혈액을 채취하여 전회와 같은 공정으로 면역세포를 배양 · 활성화시키는 사이클로 치료를 해 갑니다. 즉, 2주마다 체내의 면역세포가 강력해지는 셈으로, 이것을 1세트(약 3개월간) 한 시점에서 치료의 성과를 평가하고, 아직 계속하는 편이 낫다고 판단되면 또 1세트를 추가하거나, 잠시 간격을 두고 상태를 보고 나서 추가치료를 고려하기도 합니다.

물론 완전히 암의 진행을 제어할 수 있게 되면 치료를 종료할 수도 있습니다.

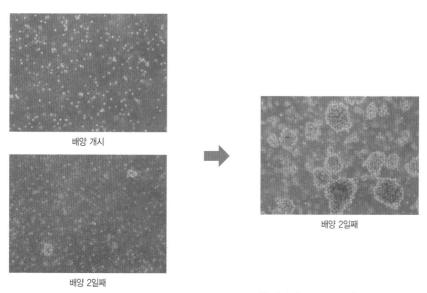

배양 개시

배양 2일째

활성화 전의 림프구

배양 2일째

활성화된 killer T림프구 · NK세포

진행암 환자의 50% 이상에서 암 control 성공

여기에서 "control"이라는 용어를 사용하였습니다. 해석을 하면 "제어"라는 뜻입니다. 면역치료도 "치료"인 이상, 수술처럼 체내의 암조직을 없애 버리는 것을 목표로 하지 않을까? 라고 생각하는 사람이 많으리라 생각합니다. 물론 "활성화 자기림프구·NK세포 암치료"에 의해서 암세포 그 자체의 수가 감소되어 암조직이 소멸되는 케이스도 드물지 않고, 그렇게 되는 것보다 더 좋은 것은 없습니다.

그러나 이 치료를 받고 계신 환자의 90%는 수술에 대표되는 종래의 "암 3대 요법"이 불가능한 환자, 즉 "진행암" 또는 "말기암"인 분들입니다. 이미 설명했듯이, 우리들 인간의 체내에서는 매일 몇 천이라는 단위로 암세포가 태어나고 있습니다. 그러나 이 암세포들은 면역세포의 작용으로 구축되고 있으며, 그렇게 건강이 유지되고 있는 것입니다.

즉, 체내에 암이 있는 것이 "죽음"으로 직결되는 것이 아니라, 체내의 암의 진행을 control할 수 없게 된 경우, 또는 국한되어 있던 암이 어딘가 다른 부위로 전이되어 버리는 것이 무서운 것입니다.

몸 안에 암세포가 있는 것이 두려운 것이 아닙니다. 그보다는 지금 있는 암을 제대로 control할 수 없게 되는 것을 두려워해야 합니다. "활성화 자기림프구·NK세포 암치료"가 효과를 나타내어, 암의 진행에 브레이크를 걸어 전이를 미연에 방지할 수 있으면, 당면하는 위험을 피할 수도 있습니다. 물론 그러한 상황 속에서, 암조직의 축소나 소멸을 기대할 수도 있겠지요. "제어"의 앞에 "제압"이 있는 셈으로, 우선은 control하는 것을 목표로 해야 합니다.

참고로 본원에서는 지금까지 약 800명(누적명수 7,000명 이상) 의 암환자에게 면역치료를 해 왔습니다. 물론, 그 모든 환자가 생환한 것은 아니지만, 그래도 "암의 control"에 성공한 환자는 전체의 약 50% 이상이나 됩니다. 이 50%라는 숫자를 높다고 볼 것인지 낮다고 받아들일지는 의논이 나누어질 수도 있겠지만, 그러나 저는 치료증례의 90% 이상이 "더 이상은 치료방법이 없다"고 진단을 내린, 진행암이나 재발암인 점을 생각하면, 이 치료의 유효성을 정말로 이해할 수 있지 않을까 하고, 자신있게 말할 수 있습니다.

현 상황에서는 진행암 · 재발암에 대한 적응이 많지만 장래는 "암예방"으로의 응용도

이미 언급한대로, "활성화 자기림프구 · NK세포 암치료"를 받으러 오시는 환자의 90% 이상이 "진행암" 또는 "재발암" 상태의 환자입니다. 그 치료대상이 되는 암의 종류로는, 전신의 모든 고형암에서 효과를 기대할 수 있지만, 백혈병과 같은 "혈액암"은 적응외입니다.

치료대상에 진행암이 많은 것은, 현 상황에서 암치료를 생각했을 때, 조기이면 수술을 선택하는 것이 evidence(치료의 근거) 면에서 생각해도 가장 적합하며, 항암제, 방사선, 그리고 "활성화 자기림프구 · NK세포 암치료"는 그 수술을 보완하는 역할을 담당하고 있다는 도식이 되기 때문입니다.

물론, 저처럼 면역치료에서 연구자와 임상의의 2가지 측면에서 매일 접하고 있는 입장에서 보면, 조기암에도, 또는 1보 나아가서 "암예방"의 관점에서도, 이 치료가 매우 유용할 것이라는 자신이 있습니다. 우선은 우선순위에서 치료의 필요성이 가장 높은 환자부터 치료해야 한다는 것도 사실입니다. 여기에서 제대로 실적을 올림으로써, 장래 치료적응범위가 확대되는 것이므로, 현 상황에서는 이 치료를 적극적으로 하지 않고 있습니다.

그러나 견해를 바꾸면, 종래라면 "손쓸 수가 없다", "단념할 수밖에 없다"라고 하여, 나중에는 호스피스나 완화케어병동으로 이행할 수밖에 없었던 단계의 환자들에게, 매우 유효성이 높은 치료법이 남겨져 있는 셈이므로, 이 치료법의 존재의의가 매우 높다고 할 수 있지 않을까요?

"활성화 자기림프구 · NK세포 암치료"의 흐름

20종류의 암에 유효실적 – 채혈과 투여를 6회 하고 효과 판정

그럼, 실제 "활성화 자기림프구 · NK세포 암치료"의 흐름을 살펴볼까요?

이미 기술하였듯이, 현 상황에서는 이 치료법이 적용되는 것은 "진행암"과 "재발암", 진행정도에서 말하자면 "StageⅢ-Ⅳ"인 환자가 많지만, 수술을 받은 후의 전이나 재발을 예방할 목적으로 하는 "보조요법"으로서 "활성화 자기림프구 · NK세포 암치료"를 할 수 있습니다.

암의 종류에 관해서는 백혈병과 같은 혈액암은 대상 외가 되지만, 그 이외의 고형암이면 치료적응이 됩니다. 지금까지 20종류의 암에서 효과를 나타내

제1장 "활성화 자기림프구 · NK세포 암치료" 의 확립에 이르기까지 ▮▮▮ ▮

제
1
장

고 있으며, 특히 간암, 위암, 대장암, 유방암, 전립선암, 폐암 등에서는 현저한 효과를 나타내고 있습니다.

■ Step 1 치료 전 상담

가능하면 지금까지의 주치의로부터 소개장을 받고 수진하는 것이 원칙이 며, 그 때에 지금까지의 치료경과나 데이터 등을 받을 수 있으면, 그 후의 작업 이 원만하게 진행됩니다. 또 복용 중인 약이 있으면, 함께 지참하게 합니다.

초진시에는 문진과 치료법을 설명합니다. 구체적인 흐름과 방법, 그 환자의 상태에서 생각할 수 있는 치료효과의 가능성 등을 설명하고, 그에 대한 질문 도 받습니다. 그 결과 치료가 결정되면, 다음 스텝으로 넘어갑니다.

■ Step 2 치료 전 검사

치료 전의 환자의 상태를 상세히 파악하기 위해서, 몇 가지 검사를 합니다. 검사내용은 혈액검사, 생화학검사, 종양마커의 측정, NK세포활성의 측정 등 이며, 필요에 따라서 MRI나 CT, 에코 등의 영상진단을 하기도 합니다.

어느 것이나 환자에게 체력적으로 부담이 가는 검사가 아니므로, 편안히 받 을 수 있습니다.

■ Step 3 채혈

마침내 치료 개시입니다. 그렇다고 해도 수술처럼 대규모의 설비를 사용하 는 것이 아니며, 전날부터 준비해야 할 것도 없습니다. 특히 1회째 치료에서 는 혈액을 30cc 채취할 뿐이므로, 상당히 짧은 시간에 끝나 버립니다. 물론 채혈 후에는 평소대로 생활해도 상관없습니다. 특별한 제한이 없으므로, 환자 중에는 바로 직장으로 가시는 분도 있을 정도입니다.

■ Step 4   배양

환자로부터 채취한 혈액이 바로 원내에 있는 면역연구센터(CPC)로 옮겨져서, 여기에서 배양작업이 이루어집니다. 우선 혈액을 원심분리기에 넣고, 림프구와 NK세포만을 분리해 냅니다. 이 시점에서 말기암환자의 경우, 30cc의 혈액에서 분리해 내는 림프구와 NK세포의 수는 500만 개 정도입니다. 이것을 특수 배양액을 사용하여 2주에 걸쳐서 배양하는데, 이 과정이 이 치료에서 가장 고도의 기술을 필요로 하고, 또 신경을 쓰는 공정이 됩니다.

배양하여 수를 늘린 면역세포는 그대로 체내로 되돌리면 미열 같은 가벼운 증상이 일어날 위험성이 있습니다. 이 "활성화 자기림프구·NK세포 암치료"의 특징의 하나가 "부작용이 없다"는 점으로, 설사 미열이라 할지라도 환자에게 고통을 주는 것은 피하고 싶습니다. 그래서 배양을 마친 면역세포는 충분한 세정공정을 거쳐서 환자의 몸으로 되돌아가게 됩니다. 그 때문에 이 시점에서 면역세포가 진균이나 세균 등으로 오염되지 않았는가를 체크해야 합니다.

통상, 면역세포를 배양하는 방은 완전위생상태가 유지되어야 합니다. 오모테산도(表参道) 요시다병원의 CPC의 배양룸은 수술실의 clean area level의 위생상태를 실현하고, 엄중히 관리되고 있습니다. 그런 엄한 환경에서 배양된 면역세포는 엔도톡신이라는 세포내독소의 측정검사 후에 세포품질해석기(FACS)에 들어갑니다. 여기에서 림프구가 가지는 마커(표식)를 검사하고, 림프구의 활성도나 NK세포의 백분율(%) 등을 검사하여, 안정성이 확인된 후에 환자의 체내로 되돌아가게 됩니다.

본원의 세포배양의 특징은 활성화된 림프구와 함께 NK세포의 수가 전 세포의 30~40%로 증식되는 것입니다.

■ Step 5   투여

배양개시에서 2주 후 림프구와 NK세포의 수는 개인차는 있지만 평균 30~40억 개까지 증가해 있어서, 충분히 암과 싸울 수 있는 레벨까지 도달해 있습니다. 이 충분히 활성화된 면역세포를 생리식염수와 함께 링거로 환자의 체내에 주입합니다. 소요시간은 30~40분 정도. 환자는 힐링음악이 흐르는 reclining chair(안락의자)에 앉아서, 천천히 느긋하게 편안히 쉬게 하는데, 이 때 처치실에는 아로마 향기가 퍼져있어서, 매우 편안함을 느낄 수가 있습니

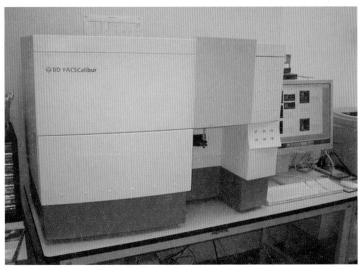

배양한 세포는 "FACE"라는 세포의 성질을 해석하는 기기로 검사한다

다. 음악이나 향기로 부교감신경을 자극하여 면역력이 높아지는 공간에서 치료함으로써, 간단히 면역세포를 주입할 뿐 아니라, 정신적인 면에서도 접근합니다.

또 이 시기에 맞추어 30cc를 채혈하고, 이 혈액은 전회와 마찬가지로 CPC에서 면역세포의 배양으로 되돌아가게 됩니다. 통상 환자는 이 사이클을 6회 반복하는데, 빠른 사람이라면 2~3회째 활성화 면역세포 주입으로, 식욕증진이나 동통의 완화 등 자각할 수 있는 효과가 나타납니다.

■ Step 6 작용기서

배양전 림프구의 크기는 8미크론 정도이지만, 배양 중에 점차 커져서 활성화되면 10미크론 이상이 됩니다. 그리고 림프구의 세포질 속에는 세포의 핵과 그 주위에 작은 과립상의 파워링이나 그랜자임이라는 효소와 비슷한 물질이 있고, 이것이 암세포막에 접촉하면 막을 파괴하는 작용을 합니다.

Macrophage세포나 수상세포도 작용하여 암세포를 항원으로 인식하면, 활성화된 림프구에 의해서 암세포에 대한 공격이 개시됩니다.

또 인터페론-γ, TNF-α (종양괴사인자)라는 사이토카인이라 불리는 면역활성물질의 분비도 왕성해져서, Natural Killer(NK세포)라는 매우 강한 살상능력이 있는 세포도 증식하여 암세포에 동시공격을 개시합니다.

■ Step 7 치료성적

치료개시부터 6회의 면역세포의 배양과 투여를 마친 시점에서 1세트가 종료됩니다. 여기에서 다시, 치료 전과 같은 검사를 하고, 치료에 의한 효과를

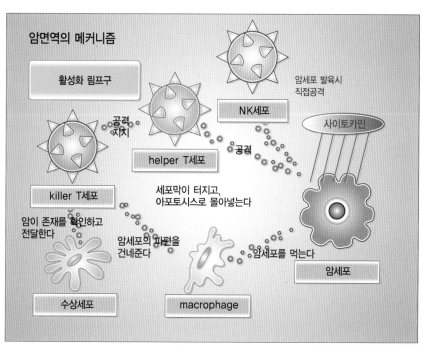

면역세포의 암세포 공격

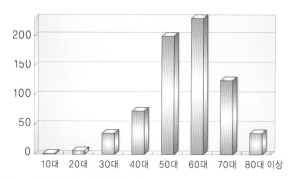

오모테산도(表参道) 요시다병원에서 "활성화 자기림프구 · NK세포요법"의 수진자수 (2003.7.1~2013.2.28)

검증하며, 그 결과를 보고 상태를 두고 볼 것인지, 치료를 계속할 것인지를 환자와 상담하게 됩니다. 이 판단은 환자의 상태나 면역세포의 증가를 보고 종합적으로 하는데, 극적으로 증상이 호전되면 잠시 상태를 본 후에 다시 생각한다는 것이 일반적입니다. 또 극적인 개선까지는 아니더라도, 서서히 상태가 향상되거나, 암의 진행을 제어할 수 있는 경우는 그대로 치료를 계속하게 됩니다.

암의 진행을 억제하고, 재발의 징조가 보이지 않는 경우라도 '유지요법'으로 1~3개월에 1번의 비율로 치료를 계속하기도 하고, 환자의 상태에 따라서는 2주 치료의 간격을 변경하기도 합니다.

본원에서 2003년 7월부터 2013년 3월까지 9년 8개월 사이에 1세트 이상의 "활성화 자기림프구 · NK세포 암치료"를 실시한 환자 718명의 치료실적을 조사해 보았습니다. 연령으로 보면 50~60대가 가장 많아서 전체의 61%를 차지하고 있습니다.

장기별로는 폐암이 가장 많고 유방암, 대장암 순이며 간암, 위암이 뒤를 잇는 형으로 35종류의 암에 적응되고 있습니다.

효과판정의 방법으로는, 본원에서 고찰한 면역치료에 적합한 효과판정법을 사용했습니다. 일반적으로 항암제 치료인 경우, 일본 암치료학회에서 사용하는 암의 크기를 계측하여, 얼마나 작아졌는가 하는 "축소율"이 효과판정의 기준이 되고 있습니다. 이른바 CR, PR, MR, NC, PD의 5단계 평가표입니다. 그러나 면역치료인 경우에는 수진하는 환자가 "수술이 불가능한 증례", "수술은 했지만 재발이나 전이가 된 증례", "항암제치료를 했지만 무효인 증례" 등,

이른바 진행된 암환자가 90% 이상을 차지합니다. 그 때문에 앞에서 기술한 5단계 판정을 적용하기가 어렵고, 오히려 면역요법에서 중시하는 QOL(생활의 질)이나 행동범위의 확대(PS) 등의 요소를 중시한 효과판정의 기준이 알기 쉽다고 생각합니다. 이 방법에 따르면, 평가의 판정법은 다음의 4단계로 나누어집니다.

- A …… 종양이 축소되어 종양마커가 내려가서, 당면 재발의 징조가 없다
- B …… 종양의 크기나 전이도 변함이 없고, 종양마커도 증가하지 않는다
- C …… 종양이 조금씩 증대되어 종양마커도 조금씩 상승하고 있지만, 진행이 완만하다
- D …… 치료에 관계없이 진행되고 있다

장기별 판정

병명	A	B	C	D	환자수	병명	A	B	C	D	환자수
폐암	12	37	31	45	125	식도암	1	3	4	2	10
유방암	16	23	16	23	73	육종	0	4	2	3	9
대장암	8	23	22	19	72	담낭암	1	0	2	4	7
간장암	17	16	20	11	64	vater 유두부암	1	1	2	1	5
위암	7	22	15	18	62	악성림프종	1	4	0	0	5
췌장암	5	17	18	10	50	갑상선암	1	3	0	1	5
난소암	9	12	11	12	44	방광암	1	1	2	1	5
전립선암	10	6	6	7	29	이하선암	1	0	1	1	3
담관암	3	7	6	10	26	설암	0	3	0	0	3
직장암	3	9	7	8	27	인두암	0	2	1	0	3
자궁암	2	5	4	8	19	항문암	0	2	0	1	3
간장암	4	8	0	4	16	원발불명암	0	0	1	2	3
자궁체암	2	1	3	6	12	골종양	1	1	0	0	2

병기와 판정

	0	I	II	III
A	0	7	18	31
B	2	15	18	61
C	0	4	2	39
D	0	2	3	20
합계	2	28	41	151

이 분류에서 본원의 치료성적을 종합적으로 판정하면, "경과가 좋다"고 생각되는 A-B가 전체의 46%나 되어 진행암, 재발암에 대한 치료의 유효성으로서 상당히 높은 레벨을 나타내고 있다고 할 수 있습니다.

■ Step 8 평가

이상이 "활성화 자기림프구 · NK세포 암치료"의 흐름과 치료성적입니다. 보셔서 아시겠지만, 이 치료법에는 치료 그 자체에 수반하는 고통이 없으면, 치료 후에 찾아오는 부작용도 없습니다. 2주에 1번 병원에 와서, 채혈과 링거만 하면 되고, 당연히 입원할 필요도 없습니다. 평소에는 자택에서 가족과 살면서, 통원치료를 할 수 있습니다. 종래의 암치료, 더구나 진행암이나 말기암 환자의 치료로서, 획기적이지 않습니까?

이 치료법의 효과는 35종류의 암에서 확인되고 있습니다. 게다가, 간단히 "치료가 편안"할 뿐 아니라, 극적인 개선부터 암의 진행을 제어할 수 있게 된 것까지를 "효과"라고 한다면, 1세트를 종료하여 통계를 내는 방법에서 약 40~50%의 환자에서 치료효과를 얻게 되는 것입니다. 진행암이나 전이암처럼, 종래의 치료법으로는 효과가 없었던 환자의 총 효과통계에서 50% 이상의 효과를 올린다는 것은, 종래의 3대 치료에서는 생각할 수 없는 것이겠지요?

제가 "수술을 할 수 없어도, 항암제를 사용할 수 없어도, 아직 포기할 필요는 없습니다" 라고 반복 기술하고 있는 것은 이러한 실적에 근거한 것입니다.

효과별 평가

효과판정	환자수	%
A	56	25
B	96	43
C	45	20
D	25	11

현 상황에서는 보험 적용 외의 자유 진료

현재 "활성화 자기림프구 · NK세포 암치료"에는 건강보험이 적용되지 않으므로, 1세트(2주×6회)에 치료비는 전액 자기부담입니다.

그러나 현재 국내의 여러 대학병원에서 후생노동성이 지정하는 '고도선진의료' 로서 이 치료법을 임상연구하고 있으며, 그 결과에 따라서 장래, 건강보험이 적용될 가능성이 있습니다. 그러기 위해서라도 우선은 안전성과 치료효과가 높은 것을 실증해야만 합니다.

면역치료를 하기 위해서는 CPC(Cell Processing Center)라는 안전성이 높은 배양시설을 갖추고 있어야 하며, 면역세포의 배양에 필요한 시약도 고가인 것이 많아서 막대한 비용이 듭니다. 그러나 오모테산도 요시다병원에서는 이 치료법의 건전한 보급을 위하여, 그러한 설비투자도 해 왔습니다. 병원 신축시에 증설한 면역연구센터에는 1대만으로 수천만 엔이나 하는 면역세포 품질해석기기(FACS)를 도입하는 등 상당한 설비투자를 할 정도입니다.

따라서 이러한 첨단 구조와 면역치료에 있어서 암치료의 많은 증례 수, 면역세포배양시설의 높은 grade에서는 일본 내의 어느 CPC에도 뒤떨어지지 않는다고 자부하고 있습니다. 그러한 의미에서 지금도 면역치료에서의 leading hospital로서, 신중하고 확실하게 치료성적을 높여 가고 있습니다.

본원의 치료에서 현저한 효과가 있었던 환자의 증례

치료에 대해 진행암이나 재발암환자를 대상으로 50~60%에서 확실한 효과를 보았다고 하면, 놀랄지도 모르겠습니다. 그러나 이것은 본원에서 근래 몇 년 동안 실제로 치료한 증례의 통계적 실적에 근거한 것으로, 저 자신도 처음에는 너무 좋은 성적에 놀랐습니다. 그러나 무엇보다도 중요한 점은 환자의 QOL이 치료 중에도 유지되었다는 점으로, 서서히 자신감을 가지고 환자들과 접하게 되었습니다.

대부분의 환자가 "활성화 자기림프구·NK세포 암치료"의 성과에 만족하고, 기뻐하는 현 상황에서, 우리들 의료스텝은 말할 수 없는 성취감을 느끼고 있습니다. 그러나 우리들 이상으로 큰 성취감을 느끼는 것은 환자 자신들이라는 것은 말할 것도 없습니다.

그래서 지금까지 제가 진료해 온 환자 중에서 대표적인 4명의 치료경과를 살펴보면서, 치료의 내용을 설명하려고 합니다. 여기에 소개하는 4명에게는,

모두 이 책에 소개하는 취지에 대해 양해를 얻었지만, 개인정보 보호 차원에서 익명으로 하였습니다.

증례 ① **수술불능인 간암 / 환자 80세 남성 / 병명 간암**

1998년부터 간암 진단을 받고 근처 병원에서 항암제 동주(動注)치료 등을 하고 있었다. 2005년 3월에 S5에 3cm 크기의 종양이 재발하여 TACF를 실시했지만 효과가 없고 2005년 9월, 6.5cm로 커졌다. 종양마커는 10,000으로 상승하고, 소개로 2005년 10월 오모테산도(表参道) 요시다병원을 수진했다. 2005년 10월 14일, 채혈을 하고, 2005년 10월 28일부터 "활성화 자기림프구 · NK세포 치료"를 개시하였다. 치료개시 후, 4회째부터 몸의 상태가 매우 좋아지고, 종양마커도 큰 폭으로 감소되었다. 2006년 2월 CT검사에서도 간암이 현저히 감소되어 있는 것이 확실해졌다.

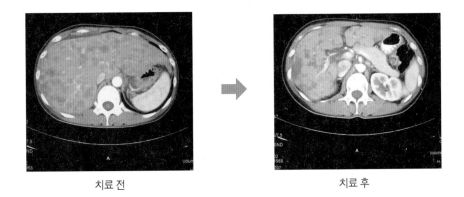

치료 전   치료 후

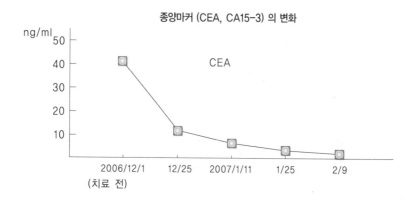

종양마커 (CEA, CA15-3) 의 변화

CEA

2006/12/1 (치료 전) 　12/25 　2007/1/11 　1/25 　2/9

증례 ②	항암제가 소용 없는 폐암 / 환자 66세 남성 / 폐암(편평상피암) 술후 재발, 두개골, 우부신, 폐내 전이

　2005년 4월 직장건강검진에서 폐의 이상음영을 지적받았지만, 증상이 없어서 방치하고 있었다. 2005년 8월경부터 기침이 나타나서, 2005년 9월에 구마모토 시민병원에서 수진하고, CT에서 우상엽의 종양을 지적받았다. 정밀검사 결과는 NSCLC(Sq)cT2N1M0의 진단이었다. 술후 화학요법 실시 후 2005년 11월 7일 구마모토 대학병원 호흡기외과에서 우상엽을 절제하였다. 그 후 호흡기내과에서 화학요법을 3세트 했지만 2006년 3월경부터 우부신 종대, 두부의 종류가 확인되었다. 2006년 4월부터 방사선치료와 화학요법을 3세트 실시했지만, 부신 전이의 증대와 2006년 10월에는 폐내 전이의 증대가 확인되었고, PET검사에서 간 및 복강림프절전이가 출현하여 PD라고 판정받았다. 2006년 10월 17일 수진하고, 2006년 11월 1일부터 면역세포치료를 2주마다 2007년 1

월 26일까지 6회 1세트 실시하였다. 치료 후의 검사결과에서는 양측 폐야의 전이소가 축소되고 부신, 간전이도 축소되어 있었다. 종양마커(CEA)도 피크 시 8.9에서 4.5로 하강하였다.

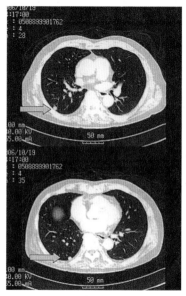
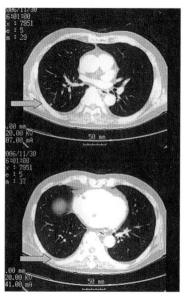

치료전   치료후

증례 ③　**폐전이된 직장암 / 환자 78세 남성 / 직장암(선암) 폐전이**

　2008년 9월, 용변이상이 주된 증상으로 근처 의원에서 수진. 그 때 한 혈액검 사에서 종양마커 CEA가 높은 수치여서 정밀검사를 목적으로 종합병원외과로 소개되어 입원하였다. 입원 후, 대장 내시경검사에서 직장암이라고 진단받고,

전신검사에서 CT상 양쪽 폐의 이상을 확인하고 영상상 폐전이라고 진단받았다. 그 후 입원 중에 장폐색이 발증하여, 9월 26일 S상결장에 인공항문조설술을 시행한 상태로 안정되어, 10월 14일 퇴원하였다. 같은 해 11월 7일 본 클리닉을 초진하고, 11월 22일부터 면역세포치료를 2주마다 2009년 2월 4일까지 6회 1세트 실시하였다. 치료 후 2월 9일 CT검사에서 양측 폐야의 음영이 거의 소실되고, 직장원발소도 거의 진행을 확인할 수 없었다. 4월 1일 현재 면역세포치료 2세트 째 진행 중이다.

증례 ④   간전이된 유방암 / 환자 40세 여성 / 유방암 간전이

2005년 9월 1일 북큐슈 시립의료센터에서 오른쪽 유방암의 전적수술(레벨 I 곽청)을 하였다. 병리검사는 IDC, papillo-tubulartype Tic, Iyo, vo, NG2, N1(2/21)ER(3＋)HER2(3－)였다. 술후 화학요법을 했지만, 2006년 4월 18일 간전이가 발견되었다. 호르몬치료, 허셉틴, 탁소텔치료를 계속했지만 효과가 없고, 11월에 CT상 다발성 간전이가 확인되었다. 2006년 12월 1일 소개로 본원을 수진하였고, 12월 15일부터 치료를 개시하였다. 치료개시 후부터 종양마커는 CEA가 40.7에서 12.8로, CA15-3이 828에서 231로 급격히 하강하였다. CT상도 치료전후를 비교하면 다발성 간전이가 확실한 축소, 감소가 확인되었다.

제
1
장

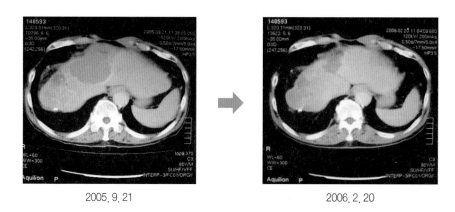

2005, 9, 21　　　　　　　2006, 2, 20

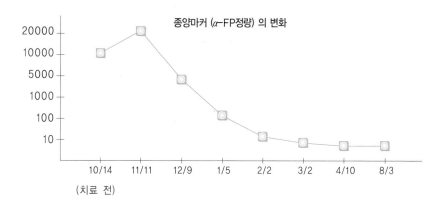

종양마커 (α−FP정량) 의 변화

20000
10000
5000
1000
100
10

10/14　11/11　12/9　1/5　2/2　3/2　4/10　8/3

(치료 전)

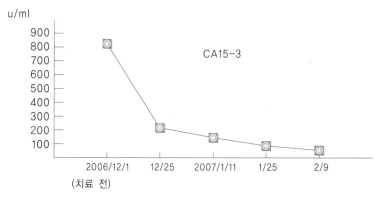

u/ml

900
800
700
600
500
400
300
200
100

CA15−3

2006/12/1　12/25　2007/1/11　1/25　2/9

(치료 전)

암치료에 대한 "오모테산도(表参道)
요시다병원"과 "요시다클리닉 · 도쿄"의 전략

자신의 전문영역에 구애받지 않고 최적의 치료법을 객관적으로 선택하는 것이 훌륭한 의사

"활성화 자기림프구 · NK세포 암치료"가 매우 높은 치료효과를 가진 방법이라고 해서, 본원에 오시는 모든 암환자에게 면역치료를 할 수는 없습니다. 또 저도 무슨 암이든 면역치료를 해야 한다고 생각하지도 않습니다.

암에는 생긴 부위나 진행의 정도에 따라서 적성이 있어서, 제각기 가장 효과적인 치료법이 있으므로, 이 암에는 어느 치료법이 최적일까 꿰뚫는 능력이 있는 의사야말로, 진짜 훌륭한 의사라고 생각합니다. 무엇보다도 자신의 전문분야에서 대응하려고 하는 것은, 참 의미에서의 '환자 본위의 의료'라고 할 수 있겠지요?

예를 들어, 본원의 건강검진시설에서 조기암이 발견된 경우, 수술의 적응이 되는 분은 외과계의 실력 있는 의료기관에 소개됩니다. 또 항암제에 의한 화학요법이나 방사선요법이 효과적인 케이스에도, 본원에서 그 치료를 하거나, 경우에 따라서는 그 상태에 적합한 병원으로 소개하기도 합니다. 이것은 의학계의 일치된 의견이라고 생각되는데, 원발소를 제거하거나, 두드릴 수 있는 상황이라면, 우선 그것을 first choice라고 해야겠지요. 어떤 암이든 면역치료로 하려는 것이 아니라는 점을 우선 이해해 주시기 바랍니다.

그럼, "활성화 자기림프구 · NK세포 암치료"의 대상이 되는 환자란 어떤 상태인 분들일까요? 그것은 이미 암이 진행되어 있어서 수술을 할 수 없는 상태, 또는 그 전의 화학요법이나 방사선요법으로도 효과를 기대할 수 없는 상태, 바꿔 말하면 일반적으로 '이미 늦은 상태'라고 할 수 있는 환자들입니다.

이 치료법을 찾아서 본원을 수진하는 환자의 대부분은, 제가 출현한 TV나 라디오, 또는 의학·건강잡지 등의 서적에 소개된 기사 등을 보거나 들은 분입니다. 또 최근에는 인터넷에서 본원의 치료내용을 봤다는 분도 많이 계십니다. 그리고 그러한 사람들의 90~95%가 주치의로부터 진행암 또는 재발암이라 진단받고, 더 이상 치료가 어려운 상태가 되어서야 비로소 본원을 찾아오는 상황입니다.

정기적으로 건강진단을 받고 있으면, 소화관암 등은 조기발견이 가능합니다. 조기에 발견되면 수술로 깨끗이 제거할 수가 있고, 그 후 한동안은 경과관찰이 필요하지만, 5년이 지나도 재발하지 않으면 암이 사라지고 "완치"가 되어, 아무 걱정도 없게 됩니다.

암치료에도 패자부활전이 있다는 것을 포기하기 전에 떠올리기 바랍니다

그러나 한편에서는 오랜 세월에 걸쳐서 건강검진도 dock도 받지 못하고 방치하다가, 알았을 때에는 이미 때가 늦은 사람도 많이 있습니다. 그리고 본원을 방문하는 암환자의 대부분이 후자인 경우입니다.

통상 이러한 표준치료가 불가능한 말기암인 경우는 의사에게 "유감입니다"라는 말을 듣고, 적극적인 치료를 하지 않는 호스피스나 완화케어병동이라는, 이른바 '터미널케어'라는 의료시설을 소개받아서 마지막만을 기다리게 되는데, 본 의료팀이 하는 "활성화 자기림프구·NK세포 암치료"는 바로 이 표준

43

치료와 터미널케어(종말기 의료) 사이에 존재하며, 결코 포기하는 것이 아니라, 포기는커녕 암을 향해서 싸움을 도전해 가는 치료입니다. 말하자면 "최후의 보루(요새)"이며, 시각을 바꾸면 "패자부활전"이라고도 할 수 있겠지요?

애당초 시한부 3개월을 선고받고 호스피스케어나 자택에서 동통관리 등을 받고 있는 환자나 가족의 대부분은 결코 그 상황에 만족해 있는 것이 아닙니다. 물론 암의 통증을 완화시키고, 정신적인 고통도 완화해 주는 이러한 의료를 부정하는 것은 아니지만, 환자나 가족의 마음으로는 "아직 뭔가 방법이 있는 것이 아닐까?"라고 생각하는 것이 본심이 아닐까요? 그리고 그 시점에서 우리 의료팀의 치료법을 아는 케이스가 매우 많습니다.

그러나 보다 효과적으로 면역치료를 하려면, 수술직후의 재발예방, 또는 항암제에 의한 화학치료와 병행하는 견해도 있습니다. 물론 말기가 되고 나서도 면역치료로 일정한 효과를 기대할 수 있지만, 그래도 하루 빨리 이 치료를 받으면, 그만큼 효과가 높아질 가능성도 높아집니다. 그렇게 생각하면, 우선 수술요법, 화학요법, 방사선요법 외에 '제4의 치료법'으로서 "활성화 자기림프구·NK세포 암치료"가 있다는 사실을 많은 사람들에게 알려야 합니다.

지금까지라면 포기해야 했던 케이스라도, 패자부활전이 있다는 사실을 알지 못하면 부활은 있을 수 없기 때문입니다. 지금 제가 가장 힘을 쏟고 있는 것이 바로 이 점으로, 한 사람이라도 많은 사람에게 이 치료법의 존재를 인지하게 하는 것, 그리고 치료 그 자체가 널리 보급되는 것에, 이 치료의 추진자의 한 사람으로서 최선을 다해야 한다고 생각하는 바입니다.

항암제와 병용도 가능

앞에서 "활성화 자기림프구·NK세포 암치료"와 항암제에 의한 화학요법의 병용요법이 효과적이라는 사실을 언급했습니다. 이것에 관해서도 조금 상세히 해설해 보겠습니다.

최근에는 폐암처럼 항암제에 의한 치료효과가 높아지고 있는 암이 있습니다. 특히 '다제요법'이라고 항암제를 병용하는 방법에는 큰 치료효과를 기대할 수 있습니다.

그러나 이러한 치료를 하면, 확실히 암세포가 damage를 입는 반면, 백혈구도 확실히 그 수가 줄어들게 되어, 결과적으로 환자가 체력을 소모하게 됩니다. 백혈구란 바로 면역세포를 말하며, 이것이 잘 활동해야 암세포를 공격하게 되므로, 백혈구 수가 줄어든다는 것은 매우 위험한 상황이라고 할 수 있습니다.

그래서 이러한 항암제를 사용할 때에, "활성화 자기림프구·NK세포 암치료"를 잘 조합함으로써, 항암제의 효과를 최대한으로 향수하면서 백혈구의 감소도 방지하여, 면역력의 저하를 미연에 방지하는 것이 가능합니다.

하나의 예를 들어보겠습니다.

여러분도 잘 아시리라 생각하는데, 폐암의 특효제로서 '이레사'라는 항암제가 근년 주목을 받고 있습니다. 이 약은 암세포만을 선별하여 표적으로 삼는 작용을 하고 있으며, 임상의로서 보기에도 지금까지의 항암제보다 확실히 효과가 높은 것을 실감하고 있습니다.

그러나 그 반면에 이레사는 간질성 폐렴이라는 중증 부작용을 일으킨다는 점이 지적되고 있어서, "암은 좋아졌는데, 폐렴이 원인으로 사망했다"는 케이스조차 드물게 보이게 되었습니다. 따라서 이 약의 사용에는 매우 신중한 관찰이 요구되는 것도 사실입니다. 이러한 위험한 점이 일부 매스컴에서 거론되어, 환자 쪽에서 사용을 우려하는 목소리도 높아졌는데 제약회사와 후생노동성에서는 "사용을 계속한다"는 견해를 나타내고 있어서, 본원에서도 신중한 관리 하에, 이 이레사를 사용하여 치료하고 있습니다. 그리고 여기에서도 "활성화 자기림프구 · NK세포 암치료"와 병용함으로써 메리트가 있습니다.

이미 언급했듯이, 이레사의 최대결점은 간질성 폐렴의 발증비율이 높다는 점입니다. 그러나 폐렴이란 애당초 면역력 저하가 최대 요인이라고 생각되며, 여기에서 이레사와 면역요법을 병용함으로써 면역력의 저하를 방지하거나 이전보다 높일 수 있다면, 간질성 폐렴의 발증 위험을 낮출 수가 있습니다. 최대 결점인 폐렴을 방지할 수 있다면, 이레사의 높은 효과를 실증할 수 있는 만큼, 매우 유리하게 치료를 전개해 가는 것이 가능해집니다.

한편, 간장암 치료에서도 "활성화 자기림프구 · NK세포 암치료"를 병용함으로써 상승효과를 올릴 수가 있습니다. 수술을 할 수 없는 단계에 이른 간장암인 경우, 관동맥에 '카테터'라는 관을 삽입하고, 그 곳으로 직접 항암제를 주입하는 케이스가 있는데, 그 때에 역시 이 면역치료를 함으로써, 환자의 면역력 저하를 방지하고 암세포에 대한 공격력을 높일 수가 있습니다.

그러나 어느 장기의 암이나, 이 "화학요법＋활성화 자기림프구 · NK세포 암치료"가 높은 효과를 발휘하는 것은 아닙니다. 예를 들어 수술이 불가능해진 위암인 경우, TS-1이라는 경구항암제를 사용하는 경우에는 면역치료를 병용할 수 있지만, 이 항암제를 사용할 수 없는 경우에는 "활성화 자기림프구 ·

NK세포 암치료" 만 하는 편이 이상적인 치료효과를 얻을 수 있다는 점이, 지금까지의 임상실적으로 밝혀졌습니다.

QOL(생활의 질)이 높은 암치료

"활성화 자기림프구·NK세포 암치료" 는 외래통원이 기본입니다. 물론 환자의 요망이 있으면 입원치료도 가능하지만, 면역치료를 가장 효과적으로 진행하기 위해서는 환자 자신이 최대한 편안한 상태에서 치료를 계속하는 것을 요인으로 들 수 있으며, 그러기 위해서는 병원에 입원하여 치료를 받는 것보다도, 편안한 자택에서 지내는 편이 훨씬 좋지 않을까 생각합니다.

자화자찬 같지만, 본원은 2003년에 건물을 전면 신축하여 근대화하여, 요양환경에 있어서 다른 의료기관에 전혀 뒤지지 않는다고 자신 있게 말할 수 있습니다. 현재 입원환자나 그 가족들도, 입원 중 높은 QOL(생활의 질)에 관해서 많은 칭찬을 하고 있습니다.

그러나 그렇다고 해서 저는 병원이 환자의 자택보다 요양환경이 낫다고는 생각하지 않습니다. 아무리 훌륭한 설비를 갖추고, 아무리 서비스향상에 노력을 한다 해도, 환자가 가장 편하게 지낼 수 있는 공간은 익숙한 자신의 집에서 소중한 가족들과 함께 지내는 것이 가장 좋을 것이기 때문입니다.

따라서 2주에 1번의 채혈과 활성화된 림프구의 점적시에만 병원에 오고, 그 이외의 날은 자택에서 지냄으로써, 보다 효과적인 요양에 힘쓸 수 있으리라 생각합니다.

물론 자택요양에서도 집에서 한 발이라도 나가면 안된다는 것이 아니라, 체력적으로 가능하면 외출하는 것도 좋겠지요. 산보나 쇼핑은 물론, 가족과 여행하는 분도 있는 것 같습니다. 그러한 외출로 병상이 악화될 것 같으면 삼가야 하지만, 환자가 능동적으로 활동함으로써, performance · status(행동범위)가 상승하여 QOL이 높아지면, 당연히 정신적으로도 refresh할 수 있을 것입니다. 그러니까 저는 그러한 환자의 활동이나 행동욕구를 무리하게 저지하지는 않습니다.

어쨌든, 몸이 허락하는 범위 내에서 하고자 하는 일을 뜻대로 즐기면서, 무리 없이 치료를 계속해 가는 것이 "활성화 자기림프구 · NK세포 암치료"의 장점의 하나이며, 또 치료효과를 높이는 수단이기도 합니다.

치료는 어느 stage까지 가능한가?

흔히 가족 중에 암환자가 있는 분들이 "말기암이라 체력적으로 쇠약해 있어도 치료가 가능합니까?"라는 질문을 많이 합니다. 이러한 질문에, 물론 개별증상에 따라서 미묘한 차이가 있지만, 대개 저는 이렇게 대답합니다. "본인이 걸을 수 있고, 식사를 할 수 있는 (다소 식욕은 떨어져 있지만, 자택에서의 식생활에 지장이 없을 것) 상태라면 상담하러 오십시요" 여기에서 말하는 '걸을 수 있고 먹을 수 있다'는, 기본적인 면역력이 남아 있는 것을 증명하는 것입니다. "활성화 자기림프구 · NK세포 암치료"는 환자에게 남겨진 면역력을 역학적이고 과학적으로 증식하여 암세포에 대한 저항력을 증강시키는 것입니다. 즉, 치료개시시 조금이라도 면역력이 남아 있지 않다는 것은 증식을 할 수 없다는 것입니다.

그럼 어느 정도의 면역력이 남아 있으면 증식이 가능한가 하면, 면역세포의 상태나 림프구의 수 등 몇 가지 기준이 있지만, 일반인들이 알 수 있게 설명하자면, '걸을 수 있고 먹을 수 있을 정도의 기운만 있으면'이라고 설명할 수 있겠습니다.

참고로 현재 본원의 CPC(세포가공센터)에서는 면역세포배양시스템의 기능이 향상되어, 약 2주의 배양기간 동안 약 500만 개의 림프구를 약 20억~40억 개까지 증식하는 것이 가능해졌습니다. 그러나 원래의 림프구가 적으면, 10억 개를 넘기기조차 어려운 케이스도 있습니다. 솔직히 말해서, 이 정도의 증식으로는 진행암을 억제하기가 어렵겠지요. 같은 진행암환자라도, 그 시점에서의 체력이 그 후의 치료성과를 크게 좌우하게 됩니다. "하루라도 빨리 상담하러 오시기 바랍니다"라고 하는 것은 이러한 이유 때문입니다.

암 고지와 면역치료

또 하나, 치료성과와 관련된 요인으로서, 환자 본인이 암이라는 사실을 고지받고 있는지의 여부라는 문제가 있습니다. 본원에 오신 환자들은 '미고지'인 분이 매우 적지만, 그래도 1~2%는 계십니다.

솔직히 말하자면, 고지받지 않은 환자의 경우는 치료에 여러 가지 제한이 있어서, 좀처럼 생각대로 효과가 나타나지 않는 경우가 있습니다.

최근에는 일본에서도 informed consent가 보급되어, 금후의 치료를 생각하여 본인에게 고지하고, 환자와 의료제공자가 함께 치료에 협력한다는 스탠스를 취하는 케이스가 늘고 있습니다. 그리고 이러한 방침은 "활성화 자기림프구 · NK세포 암치료"에서도 매우 중요한 할을 하게 됩니다.

면역치료뿐 아니라 암치료를 지원하는 최대의 힘은 환자 본인의 치료에 대한 "의욕"이며, 적극적으로 치료에 전념하는 자세가 아니면, 좀처럼 면역력이 향상되지 않습니다. 환자 자신이 '의사에게 맡기거나', 고지되지 않아서 치료에 적극적일 수 없는 경우는 원활한 치료를 할 수 없을 뿐만 아니라 "면역력의 향상"이라는 가장 중요한 점에도 문제가 생길 위험성이 있습니다.

"활성화 자기림프구 · NK세포 암치료"라는 것은 '암세포를 억제한다' 기보다는 자기 자신의 면역력을 높임으로써 암의 진행을 억제하고, 그 연장선상에서 '암을 억제한다'는 목표를 가진 치료법입니다. 항암제를 대량 파괴병기라고 한다면, 면역치료는 그 후방에서 라이프라인의 정비나 부흥을 서포트하는 지원부대 같은 존재라고 할 수 있겠지요. 그러니까, 처음부터 면역력 향상을 방해하는, 즉 지원부대의 활동을 방해하는 요인을 가진 채 치료한다는 것은 결코 이상적인 것이 아닙니다.

물론 환자의 정신상태나 그 밖에 여러 가지 사정이 있어서 미고지인 채 면역치료를 하기도 하지만, 결코 그것은 이상적인 치료가 아니라는 점을 이해해주시기 바랍니다.

암치료와 죽음

역시 "활성화 자기림프구 · NK세포 암치료"에 관해서 흔히 하는 질문에, "이 치료를 하면, 암이 완전히 사라질까요?"가 있습니다. 확실히 '치료'인 이상, 완전히 암세포가 사라지는 것을 목표로 하는 것이 당연하다고 생각하는 것도 이해하지만, 한편으로 '암과의 공존'이라는 견해도 가능하리라 생각합니다.

설사 체내에 암세포가 있다 해도, 그 진행을 잘 제어할 수 있다면, 그것은 생명의 위기가 아닙니다. 물론 제어해 가는 동안에 암이 퇴행해 가는 수도 있고, 드라마틱하게 소멸해 버리는 수도 있습니다.

본원에서 이 치료를 받는 환자의 대부분은 "시한부 반년"이나 "앞으로 3개월의 생명" 등이라고 선고 받고, 지푸라기라도 잡고 싶은 심정으로 찾아오는 분뿐입니다. 그런 환자들이 면역치료를 받음으로써, 반년의 생명이 1년이 되고, 1년 반이 지나고, 2년이 경과해도 건강하게 지내고 있습니다. 그렇다고 해서 암세포가 없어졌는가 하면 그렇지 않고, 크고 작은 차는 있어도 암조직이 확실히 남아 있는 환자가 드물지 않습니다.

시한부 6개월이라는 분이 2년째 살고 있고, 더구나 일상생활을 하고 있다면, 이것은 어떻게 보아도 '관해(寬解)'라고 할 수 있겠지만, 병을 완전히 고친 것은 아닙니다. 즉, 능숙하게 암과 공존해 가는 셈입니다.

암조직을 완전히 소멸할 수 있다면 더 이상 바랄 것이 없겠지만, 이미 암조직이 생겼고, 그리고 이미 수술이 불가능한 단계에 이른 이상, 그 상황에서 생각할 수 있는, 더구나 현실에서 얻을 수 있는 최대의 효과를 목표로 하는 것이 좋은 방법이 아닐까요?

　종래의 폐암치료 등에서는 수술이 불가능해진 단계에서 선택하는 화학치료 등은 관해를 노린 것이 아니라, 목표는 '연명' 이었습니다. 즉, 병을 '치유하는 것' 이 아니라, 과학적으로 생명을 '연장한다' 는 의미로, 그것은 늦든 빠르든 찾아오는 '죽음' 을 항상 지켜보는 치료라는 성격이 있었습니다.

　그러나 이 "활성화 자기림프구·NK세포 암치료" 는 그보다 첫째도 둘째도 '치유하는' 측에 근거를 둔 치료라고 할 수 있겠지요. 목표는 '관해' 또는 '치유' 이며, 결코 '연명' 이 아닙니다.

　궁극적으로 말하자면, 사람이 암에 걸렸다고 해서 비관하는 것이 아니라, 암으로 죽는다는 것에 대해서 비관하는 것이며, 설사 암이라도 죽지 않으면 되는 것입니다. 그리고 그 '죽지 않기 위해' 의학계가 모여서 오랜 세월에 걸쳐 지혜를 짜온 것입니다. 그 결과, 외과뿐 아니라 내과, 방사선과, 지금까지 단일적인 학문에 입각한 표준치료가 아닌 여러 가지 학문을 통합하여 효과를 발휘하는 "집학적 치료" 라는 견해에 이른 것입니다. 여기에는 종래와는 다른 치료법, 예를 들어 대체요법 등도 포함되는데, 암치료에서 집학적 치료의 최고가 이 "활성화 자기림프구·NK세포 암치료" 라고 할 수 있습니다.

　반복하지만, 수술을 할 수 있다면 수술을 해야 합니다. 항암제가 효과가 있는 상황이면 그것을 해야 하겠지요. 저는 모든 암을 면역치료로 치료하려고 생각하지 않습니다. 여러 가지 방법 중에서, 그 환자의 상태에 가장 적합한 치료법을 선택해야 하며, 그 한 가지 선택사항으로서, "활성화 자기림프구·NK세포 암치료" 라는 매우 강력한 치료법이 확립되고 있다는 사실을, 환자들이 알아야 하지 않을까 생각하는 것입니다.

부족한 암치료 코디네이터(상담의)와 oncologist (임상종양의)

이러한 견해 하에서 일본의 의료계를 둘러 봤을 때, 문제가 되는 것이 "이 환자에게 있어서 가장 적합한 치료법이 무엇인가" 하는 것을 정확하게 판단하여 분별하는 입장의 의사가 없다는 것입니다. 의료 측에 그러한 코디네이터 (상담의)가 없기 때문에, 환자나 그 가족이 '암 난민'이 되어, 부족한 정보에 의지하여 이 병원, 저 병원 돌아다니는 현상이 일어나는 것입니다. 이것은 매우 이상한 이야기입니다.

외과는 수술만, 내과는 항암제만을 생각하고 있어서, 종합적으로 치료를 생각하는 의료종사자가 없습니다. 한편에서 제약기업이 모처럼 좋은 약을 개발해도, 일본의 후생행정이 그것을 도입하기까지 매우 많은 어려움을 겪고 있어서, 환자가 그 메리트를 향수하기까지 터무니없이 긴 시간이 걸립니다.

또 항암제의 사용법도 내과계, 외과계, 또는 병원마다 조금씩 차이가 있습니다. 모든 암에 대해서 항암제의 사용법에 정통한 oncologist(임상종양의)는 일본에 아직 약 50명 정도밖에 없습니다. 그 육성도 급무라고 할 수 있겠지요.

이 점은 약뿐만 아니라, 새로운 치료법에서도 똑같다고 할 수 있습니다. 본원이 하고 있는 "활성화 자기림프구 · NK세포 암치료"를 포함하여, 이미 많은 암환자에게 높은 치료효과를 나타내는 뛰어난 치료법이라도, 건강보험의 적용이 되기까지는 보통의 조건이나 기준으로는 혜택을 받을 수가 없습니다. 이러한 이유 때문에 암에 걸린 환자는 어쩔 수 없이 보험 외 진료를 받을 수밖에 없는 것이 현 실정입니다.

일본 바이오세라피학회에서 새로운 연구성과를 발표

저는 의료의 최전선에서 진료에 관계하는 임상의이면서, 한편으로는 연구자로서의 역할도 담당하고 있습니다. 20년 이상 암과 면역의 관계에 관해서 연구해 왔지만 최근, 소조(崇城)대학 생물생명학부의 上岡龍一・ 명예교수의 연구그룹과 함께, 일본 바이오세라피학회에서 발표한 연구보고가 매우 흥미

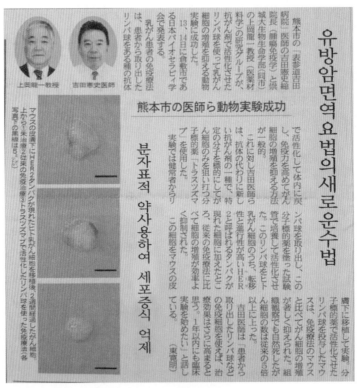

구마모토시의 의사들 동물실험 성공

있는 성과를 얻고 있으며, 가까운 장래에는 이 연구성과를 임상으로 도입할 수도 있지 않을까 생각하고 있습니다.

이 연구성과란, 유방암 면역요법의 새로운 수법으로, 림프구를 활성화할 때에 분자표적약을 사용함으로써 전이성과 진행성이 높은 유방암세포의 증식을 효율적으로 억제하는 것입니다. 쥐의 동물실험 결과, 새로운 수법을 사용하여 활성화한 림프구는 종래의 면역치료에서 사용하는 림프구에 비해서 암세포의 증식을 현저히 억제하고, 조직관찰에서도 아포토시스(자살사)한 암세포의 수가 5배 이상 올라갔습니다. 이 결과는 신문에도 보도되어, 큰 반향을 불러 일으켰습니다.

또 2012년 12월에는 쿄토대학 교수 山中伸彌 박사가 "iPS세포"의 발견으로 노벨생리학 · 의학상을 수상했습니다. iPS세포는 유전자 도입으로 세포를 초기화함으로써, 모든 조직으로 변화할 수 있는 기능을 가진 세포입니다. 이 발견으로 금후, 세포재생의료가 난치병의 치료 등 여러 분야에 응용될 수 있는 기대가 커지고 있습니다. 면역치료에서도 "암 백신"용 수상세포를 대량으로 만드는 기술이나 면역세포 "killer T세포"를 활성화시키는 연구개발이 시작되고 있습니다.

본원의 연구실에서도 대학과의 공동연구로, 새로운 면역치료의 연구개발에 전념하고 있습니다.

Natural Killer T세포(NKT세포)의 역할

지금까지 본원에서 행해 온 "활성화 자기림프구·NK세포 암치료"는 NK세포를 늘리는 것이었습니다. 그래도 40%가 넘는 높은 치료효과를 나타냈는데, 그 사령관에 해당하는 NKT세포의 증식의 가능성이 보여서, 이것은 비약적인 진보라고 할 수 있겠지요. 게다가 대규모자본의 연구기관이 공개하지 않은 배양활성물질과 기술을 사용하지 않고 그것을 확립할 수 있었던 점에서, 우리들 연구그룹도 상당히 흥분했습니다.

애당초 이 NKT세포란 도대체 어떤 역할을 하는 세포일까요? 사람 혈액 속의 NKT세포는 전 혈액의 0.58%로 미량이지만, 극히 강력한 항암활성을 가지고 있습니다. 암세포가 스스로 죽어 가는 "아포토시스"라는 현상을 유도하고, 동물실험에서는 거의 완전히 간장이나 폐에 대한 암의 전이를 억제하는 것을 알 수 있습니다. 그것은 한 마디로 말하면 "NK세포의 보스" 또는 "NK세포의 사령관"이라고 위치가 부여됩니다. 즉, NK세포는 직접 최전선에서 암세포와 전쟁하는 기동대와 같은 것인데, NKT세포는 그 사령관으로서 NK세포를 총괄하는 입장에 있는 것입니다.

NK세포 하나하나를 면역치료로 효과적으로 움직이게 하는 것은 매우 큰일이지만, 보스인 NKT세포가 한 마디 명령을 내리면, 지배하에 있는 많은 NK세포가 결집하여, 총력을 기울여 적진으로 쳐들어가는 구조로 되어 있습니다. 이것은 암치료에 있어서 매우 큰 의미를 가지며, NKT세포를 증식시킨다는 것은 NK세포를 증가시키는 것의 몇 배, 몇십 배나 큰 성과를 얻게 되는 것입니다.

실은, 그렇게 효과적인 치료법임에도 불구하고, 그것이 실용화되지 못하는 것은 NKT세포의 증식법을 해명하지 못한 점에 원인이 있었습니다. 환자의 혈액에서 분리한 림프구에, 일종의 물질을 반응하게 함으로써 면역세포가 증식해 갑니다. 그러나 NKT세포의 증식에 도움이 되는 물질을 특정할 수 없어서, 그것을 증식시키는 것 자체가 어려운 것입니다. 이것을 CD161항체를 사용하여 효과적으로 배양하면, 450배까지 늘릴 수가 있습니다. 당연히, 상관인 NKT세포가 거기까지 극적으로 증가하면, 그 수만큼 NK세포가 굉장한 수로 증가하여, 암세포와 싸우는 최전선으로 대거 보내지게 되는 셈입니다.

연구성과의 실용화를 향한 노력

물론 이 방법으로 증식하면, NKT세포뿐 아니라, 종래대로 NK세포도 증식되므로, 매우 효율적인 치료가 가능해집니다. 현재의 "활성화 자기림프구 · NK세포 암치료"에서는 40%대의 암 제어율이 NKT세포를 증식할 수 있으면 20%는 더 향상되리라 생각합니다.

본 의료팀은 이 성과를 정리하여, 2005년 9월에 삿포로에서 개최된 일본 암학회학술총회에서 발표했더니, 암이나 면역연구자는 물론, 신문이나 잡지 등의 각 매스컴에서 주목을 받아, 여러 가지 취재를 하게 되었습니다.

"전이한 진행암처럼, 종래에는 치료법이 없었던 환자에게도, 이 치료법으로 진행을 억제할 수 있을 뿐 아니라, 경우에 따라서는 완전관해를 감안하는 치료도 불가능하지 않다"라는 제 발언이 신문이나 잡지를 통해서 보도되자, 일본의 환자나 그 가족에게서 많은 문의가 쇄도하였고, 특히 "지금 바로 치료받

고 싶다!' 는 환자의 대응에는 매우 힘들었습니다. 그도 그럴것이, 이 배양법
은 현재는 아직 시험관 레벨에서의 연구이며, 이것이 실제로 암환자에 대한
"치료" 라는 형식으로 실용화되기까지는 아직 시간이 걸리기 때문입니다. 그
러한 의미에서 환자들에게는 미안한 일이지만, 그러나 이미 현재 "활성화 자
기림프구 · NK세포 암치료" 에 의해서 확실한 개선례가 나오고 있어서, 앞으
로는 더욱 정도(精度)가 높은 치료법의 등장도 볼 수 있게 된 것이 연구자로서
는 물론, 암치료와 관련된 임상의로서 이렇게 기쁠 수가 없습니다. 하루라도
빨리, 이 NKT세포의 배양법이 실용화될 수 있도록, 더욱 노력해야겠다고 자
신을 분발하던 참입니다.

환자를 위해서 빠른 치료대책을

항암제에 관해서, 최근 흔히 듣는 말에 '미승인약' 이라는 것이 있습니다.
일본의 법률에서는 아직 사용이 인정되지 않은 약이라도, 해외에서는 이미 치
료실적이 있는 약을 의사가 개인레벨에서 수입하여 치료에 사용하고 있습니
다. 문장으로만 읽으면, 뭔가 위험한 약처럼 생각될 수도 있겠지만, 해외에서
그 나름대로 실적이 있고, 당연히 그 곳에서는 안전성도 검증되어 있는 약이
므로, 앞으로 일본에서 사용해도 이상하지 않은 약이 대부분입니다. 앞에서
언급한 탈리도마이드(thalidomide) 등도 여기에 해당됩니다.

그렇다면 바로 사용할 수 있도록 하면 좋을텐데, 일본의 '미승인약' 에 대한
대응은 너무 신중하다기보다는 대응이 늦다는 편이 맞을지도 모르겠습니다.

아무튼 국내에서의 사용이 승인되기까지 시간이 너무 걸립니다.

해외에서의 실적은 어디까지나 해외의 일이고, 일본 국내에서 일본인에게 사용하기 위해서는 일본 국내에서 일본인에게 실험을 하고, 거기에서의 상세한 검증결과를 보고 안전성을 확인한다는, 실로 정신이 아찔해지는 작업이 필요한 것입니다.

해외에서는 이미 환자에게 사용하고 있는 약을 일본에서는 새삼스럽게 처음부터 다시 검증해야 하는 셈으로, 거기에는 상당한 시간과 막대한 비용이 요구됩니다.

물론 안전성을 최대한도로 존중하기 위해서 지나치게 신중할 수도 있겠지만, 매일 암환자를 치료하고 있는 의료팀으로서는, 역시 좀 더 스피디한 대응을 할 수 있지 않을까 안타까운 마음이 드는 경우가 많은 것도 사실입니다.

어떤 병이라도 좋은 약이 있다면 한시라도 빨리 그것을 사용하여 치료하려는 것이 의사이며, 무엇보다 환자의 입장에서 보면, '왜 해외에서 보통 사용하고 있는 약을 일본에 가져왔다는 이유만으로, 몇 년씩이나 걸려서 다시 검사해야 하는가?' 라고 초조해하는 것도 무리가 아닙니다. 오히려 암처럼 일각을 다투는 치료가 요구되고 있는 환자에게 현행 국가의 대응방식이 결코 납득이 가지 않습니다.

이렇게 국가의 대응이 늦는 것은 약의 승인만이 아닙니다. 예를 들어 사람 게놈과 같은 최첨단의 의료연구 등에서도 세계의 톱을 달리고 있던 일본이 국가가 예산을 좀처럼 세워 주지 않아서, 기술은 있는데 연구가 진행되지 않아서, 뒤에서 쫓아오던 미국에게 간단히 뺏겨버린 경우도 실제 일어나고 있습니다. 이것은 눈앞의 금만 잡기 위해서, 그 앞에 있는 막대한 이익을 뻔히 보면서 시궁창에 버리는 것과 같은 것으로, 매우 안타까운 이야기입니다.

이와 같이 '학문'에 대한 일본이라는 나라의 자세의 서투름은 특히 병과 싸우고 있는 환자에게 있어서, 매우 큰 불이익을 낳고 있는 것입니다. 정말로 일본이 의료와 복지 분야에서 세계 톱으로 서기 위해서는 설사 해외의 것이라도 '좋은 것이 좋다'라고 바로 판단하여 받아들이는 견해를 국가로서 가져야 합니다. 물론 그러기 위해서는 '좋은 것이다'라는 것을 바르게 꿰뚫는 시야가 필요하겠지만 일본의 연구자들이 매우 우수하므로, 하려고 마음만 먹으면 할 수 있을 것입니다.

그런데 실제로는 틀에 박힌 것을 선호하여, 선진적인 것에 바로 뛰어들지 못하고 어느 정도 통일된 견해가 세상을 지배하고 나서 겨우 인정하는, 국민성이라고 하면 그렇겠지만 실은 느긋한 국가적 특색이 연구자들에게도 물들어 가고 있습니다. 이래가지고는 암환자들이 혜택을 받는 환경이라고는 결코 할 수 없겠지요?

오늘날 암치료의 영역에서도 기초적인 연구는 많지만, 임상에서 바로 도움이 되는 연구가 적은 상황이 계속되고 있습니다. 돌다리를 두드리고 있는 동안에, 암은 점점 진행되고 있는데…….

예를 들어, 일본 암 연구의 최첨단을 가는 연구실적을 발표하고 서로 논하는 '일본 암학회학술총회'의 연제를 보더라도, 그러한 경향이 확실히 보입니다. 기초실험레벨(동물실험)에서는 여러 가지 연구의 발표가 보고되었지만, 우리들 임상의가 암치료 최전선에서 바로 전념할 수 있는 연구가 매우 적은 것이 실정입니다.

평안과 위로의 치료를

암치료라는 것은 간단히 암세포를 처치하거나 면역세포를 늘리는 것만으로 정리되는 것이 아닙니다. 암 환자는 다른 질환의 환자와 달리, 정신적인 면에서 매우 큰 고통을 안고 있어서, 그 방면의 서포트도 중요하며, 아니, 그것이야말로 주치의가 주의 깊게 살펴야 하는 것입니다. 그러니까 제 경우는 전문은 종양내과이지만, '내과적 치료만' 하는 것이 아니라, 정신건강적인 시점에서 환자와 접해야 하는 경우가 종종 있습니다. 그리고 그러한 카운슬링이 치료를 크게 어시스트하는 점도 확실합니다.

본원에서는 우리들 의사뿐 아니라, 간호사나 카운슬러가 환자의 고민을 들어주는 시스템을 구축하고 있습니다. 특히 일본인의 대부분은 마음의 거처를 불교에 의지하고 있으므로, 혼간지(本願寺)의 승려를 초대하여 '비하라활동' (산스크리트어로 '안식'의 의미)이라는 봉사활동을 전개하고 있습니다.

식욕이 없는 사람에게는 없는 대로 스트레스가 쌓이지 않는 영양지도를

암이 진행되고, 또 화학요법으로 항암제를 사용하게 되면, 부작용으로 식욕이 없어지게 됩니다. 그럴 때에 "영양학적으로 이러니까, 이거 저거 잡수세요!"라고 강요하는 것은, 결코 환자를 위해서가 아니라 의사나 영양사의 생각을 강요하고 있는 것이 아닐까 생각합니다.

그래서 본원에서는 그 환자가 좋아하는 것부터 먹게 하는 지도를 하고 있으며, 또한 실천하고 있습니다. "다른 것은 먹을 수 없지만, 회라면 먹을 수 있다"든가, "밥은 많이 먹을 수 없어도, 단 것은 너무 좋아요"라는 환자가 많이 있습니다. 그럴 때에 "단 것은 안됩니다!"라기 보다는, 어느 정도는 건강을 위해서도 괜찮다고 합니다.

우선은 환자 본인이 좋아하는 것, 먹고 싶은 것부터 먹게 하고, 서서히 식욕이 회복되면 다시 비타민이나 미네랄성분, 단백질 등의 섭취량이 떨어지지 않도록, 영양관리와 지도를 해 가는 것이 제 스탠스입니다.

본래 '식사'는 인생 중에서도 즐거운 한 부분입니다. 그것이 스트레스의 요인이 되어서는 아무 의미가 없습니다. 맛있게, 즐겁게 먹을 수 있도록 연구하는 것, 또한 의료종사자의 역할이라고 생각합니다.

암 면역요법을 하는 의료기관의 선택법

근년은 이 림프구를 활성화시켜서 면역력을 높이는 치료법의 인지가 추진되어, 일본에서도 각지에서 이러한 치료법을 하는 의료기관이 증가하였습니다. 물론 그 내용은 미묘하게 다르지만, 환자의 혈액에서 림프구를 빼내어 증식·활성화시킨 후에 체내로 되돌린다는 과정은 거의 같습니다.

그럼, 이런 치료를 하는 의료기관이라면 어디에서 치료해도 같은 효과를 얻을 수 있을까요? 흔히 저도 매스컴 등의 취재 등에서, "면역치료를 받는다면, 무엇을 기준으로 병원을 선택하면 됩니까?"라는 질문을 받습니다. 그래서 제 나름의 견해를 기술하려고 합니다.

우선, 첫째로 "환자의 수"가 있습니다.

증례수가 많으면 많을수록, 그 시설이나 의사, 스텝의 경험도 풍부하며, 또한 상황에 따른 유연한 대응을 기대할 수 있습니다. 경험이 적으면 의사가 알고 있는 정보도 한정되어 있어서, 가지고 있는 적은 지식의 범위 내에서만 활동하는 결점이 생깁니다. 암환자처럼 장기간에 걸쳐서 치료를 받고 있는 사람들은 자연히 소문이나 평판으로 여러 가지 정보를 얻고 있습니다. 그 결과 "저 병원의 선생님이 좋다", "저 선생님은 안돼" 라는 정보에 의해서 환자의 흐름이 생기게 되는데, 이와 같이 언뜻 보기에 막연한 정보도, 의외로 정도가 높은 경우가 많아서, 환자가 많은 병원은 그 나름대로 의료수준이 높은 경우가 많은 것도 확실합니다. 그 점에서는 소문이나 평판의 정보를 크게 활용해야겠지요.

또 하나 제가 생각하는 의사 선택의 기준에 "학회 발표"가 있습니다. 아무리 훌륭한 연구를 하고 있어도 그것이 연구자나 임상의들에게 인지되지 않은 것은 의미가 없습니다. 제대로 기초적인 연구데이터나 임상적 유효성을 관련학회에 제출하고, 그것이 공적으로 발표되어야 비로소 많은 환자들에게 도움이 될 수 있습니다.

최근에는 신문이나 TV는 물론, 인터넷에서 상당히 상세한 정보를 간단히 모을 수가 있습니다. 본원을 방문하는 환자들도 인터넷에서 정보를 얻어서 찾아오시는 분들이 적지 않습니다. 중요한 생명을 지키기 위해서 수진하는 것이므로, 정보를 한 가지라도 많이 모아서 고심한 후에 의료기관을 선택해야 하며, 그러한 엄한 눈으로 선택되는 만큼의 치료를 우리들 의료종사자는 실천하고 있어야 합니다.

저는 스스로 자숙하면서, 환자의 이러한 적극적인 자세를 받아들이려 합니다.

면역세포 배양과 안전성

"활성화 자기림프구 · NK세포 암치료"의 특징 중의 하나로, 면역세포의 배양작업을 본원 내에 설치한 전용 세포가공센터(CPC)에서 하고 있다는 점을 들 수 있습니다. 근년 늘고 있는 면역요법을 하는 많은 의료기관, 특히 작은 진료소에서 이 치료법을 하고 있는 곳의 대부분이, 채혈과 주입 부분만을 병원에서 하고, 중요한 면역세포의 배양공정은 외부의 다른 기관에 외주하고 있습니다. 대학병원과 같은 곳은 별도로 하고, 본원과 같은 개인병원에서, 원내에 CPC를 가지고 배양작업까지 하고 있는 곳이 매우 적은 것이 실정입니다.

많은 의료기관이 배양을 의뢰하는 CPC를 가진 외주기관에서는, 병원이나 진료소에서 환자의 림프구를 모아서 이것을 배양하고, 림프구가 증가하면 각 병원으로 돌려보낸다는 시스템으로 치료를 하고 있습니다. 즉, 일련의 치료행위가 하나의 의료기관에서 완결되지 않는 형식이 되고 있습니다.

이것은 면역세포를 증식하는 공정이 비용이 매우 많이 드는 작업이므로, 경제적인 이유에서 한 의료기관에서 설비나 인원을 확보하는 것이 상당히 어렵기 때문이라고 생각됩니다. 비용이 드는 면역배양공정만을 전문으로 하는 CPC를 이용하여 외주하는 편이, 의료기관도 경영효율이 낮습니다. 그러나 비용면에서 이점이 있는 반면, 환자로부터 뽑아 낸 림프구의 배양공정을, 주치의가 관찰 · 확보하기가 어려워집니다.

그 점, 본원에서는 모두 원내에서 작업이 이루어지고 있어서, 언제라도 환자로부터 뽑아낸 림프구의 상태를 파악할 수 있으며, 또 새로운 시스템을 개발했을 때에도 바로 그것을 도입할 수 있다는 "치료의 유연성"이 있습니다. "환자 중에는 림프구가 2주 후에 체내에 주입될 때까지 쓸모없는 거 아닌가"라고 생각할 수도 있겠지만, 실은 그렇지 않습니다. 특히 저의 경우, 오랫동안 면역기구를 연구해 와서, 배양과정의 림프구의 품질을 관리함으로써, 그 후의 활성화를 대략 예측하여, 치료방침을 세우는 데에도 도움이 됩니다. 그러니까, 배양공정을 외주에 맡기면, 여러 가지 문제점이 나타나게 되는 셈입니다.

림프구의 배양증식작업에서 가장 중요한 것은 "안전성"과 "위생관리"입니다. 배양작업에서 요구되는 위생관리면의 grade는 실로 NASA의 시설 수준이

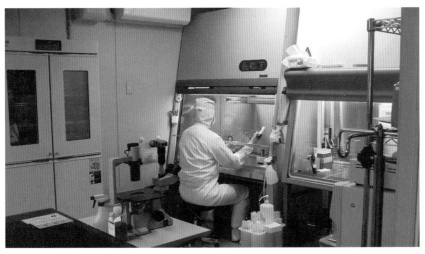

오모테산도(表参道) 요시다병원의 CPC (세포가공센터). 여기에서 행해지는 세포배양작업은 최고수준의 안전성과 세포의 품질관리가 요구된다.

라고 합니다. 이것을 외부에 맡기는 것은 솔직히 말해서 risk가 너무 큽니다. 그렇다고 해도, 이 위생관리를 극한까지 높이기 위해서는 거액의 투자가 필요합니다. 국립병원이나 대학병원이라면 몰라도, 본원과 같은 민간병원에서 실천하기에는 쉽지 않은 큰 결심이었습니다.

그러나 '진행암'이라는 눈앞에 죽음을 선고받은 환자들 앞에서, 중요한 부분에서 경비를 절약할 수는 없습니다. 또 맨파워에서도 마찬가지로, 이 작업에 관련된 공정에서는 아주 작은 실수도 용납되지 않습니다.

그런 이유에서, 원내에 CPC를 설치하는 것이 반드시 필요했던 것입니다.

게다가 그러한 고집은 결코 나의 지나친 생각이 아니었습니다. 본원에서 "활성화 자기림프구·NK세포 암치료"를 수진한 환자에 대한 조사에 따르면, 이 배양작업을 외부기관에 맡기는 것에 대한 위험을 피할 수 있다는 이유로 본원을 선택한 사람이 매우 많아서, 암치료에 대한 환자의 요구를 실감할 수가 있었습니다.

본원의 면역연구센터에서 림프구 등의 배양작업에 종사하고 있는 스텝들은 큐슈대학 의학부의 생체방어의학연구소나 구마모토대학 의학부 생명자원센터에서 연수를 수료한 전문가들로, 지식·기술의 양면에서 신뢰할 수 있는 스태프들입니다. 그러한 직원에 대한 신뢰감도, 특히 암치료에서는 중요한 것이 아닐까요? 저는 환자로부터 맡겨진 중요한 림프구를 모르는 장소에서 모르는 사람에게 배양을 맡기고 싶지 않습니다. 자신의 눈으로 관찰할 수 있는 CPC로, 신뢰할 수 있는 기사가 소중하게 취급하는 것이야말로, 환자도 신뢰할 수 있는 치료가 가능하지 않을까 생각합니다.

"무료 암 상담코너"의 설치

현재, 구마모토의 오모테산도 요시다 병원에 "활성화 자기림프구 · NK세포 암치료"의 수진을 목적으로 처음 오시는 환자, 이른바 "초진환자"는 1달에 5~10명 정도입니다. 요시다클리닉 · 도쿄에도 거의 같은 정도의 새로운 환자를 맞이하게 됩니다.

2005년 10월까지는 구마모토도 도쿄도 1일당 면역치료의 수용력이 5명 정도였습니다. 이것은 환자 1명의 진찰에 아무래도 1시간은 걸리기 때문입니다. 지금까지 TV나 잡지 등에서 이 치료법이 소개되면, 큐슈나 도쿄 근처는 물론, 멀리 홋카이도나 관사이 지방에서도 수진을 희망하시는 환자나 그 가족으로부터 문의를 받고 있는데, 수용력 문제도 있어서 좀처럼 희망에 따를 수 없는 케이스도 있었습니다.

그런데, 같은 해 말에 완성된 면역연구센터의 본격적인 가동으로, 이 수용력이 증대되었습니다. 종래에는 1일당 면역배양능력이 5명 정도였던 것이 현재는 최대 20명까지 배양작업을 동시에 할 수 있게 된 것입니다. 이것으로 많은 환자를 받는 것이 가능해졌습니다.

특히 도쿄에서는 관동이나 히가시니혼(東日本)의 환자는 물론, 한국이나 대만 등 동남아시아에서도 치료하러 올 정도로, 그 요구가 확대되고 있습니다.

이 치료를 필요로 하는 한 사람이라도 많은 분에게, "활성화 자기림프구 · NK세포 암치료"를 받을 기회를 주고자 하는 저로서는, 이 면역연구센터의 충실이 염원이었습니다. 이것에 의해서, 지금보다 많은 환자를 초진할 수 있게 되었지만, 한편, 자신이 과연 이 치료법의 대상이 되는지, 불안해하는 분도 적

67

지 않은 것 같습니다. 그래서 본원에서는 무료상담코너를 설치하여 "활성화 자기림프구 · NK세포 암치료"에 관한 질문에 대답하는 시스템을 만들었습니다.

이미 언급하였듯이, 이 치료법은 건강보험의 적용외인 이른바 "자유진료" 입니다. "활성화 자기림프구 · NK세포 암치료"를 하는 의료기관 중에는 이 상담만으로도 "컨설팅료"로 수천 엔의 요금을 받는 곳도 있지만, 본원에서는 암치료 전문의가 상주하면서, 암의 발견부터 지금까지의 치료법을 상세히 살펴보고, 정말로 면역요법이 최적인가를 검증할 때까지 무료로 하고 있습니다.

이것은 자칫 잘못하면 곤란해지므로 굳이 적는 것이지만, 이 상담을 받았다고 해서 모든 환자가 "활성화 자기림프구 · NK세포 암치료"를 받게 되는 것은 아닙니다. 환자의 의향을 존중하면서, 아직 수술을 할 수 있는 가능성이 있다면 전문 병원을, 또는 항암제나 방사선치료가 효과적이라고 판단되는 경우에는 그 방면의 전문의를 각각 소개하고 있습니다.

본 의료팀은 전국의 암치료의 전문의와 네트워크로 연결되어 있어서, 설사 구마모토나 도쿄에서 먼 지방, 또는 아시아에 사시는 분이라도, 그 근처의 전문의를 소개할 수가 있습니다. 또 이 상담코너를 이용했다고 해서, 반드시 면역치료를 받아야 하는 것이 아니라, 말하자면 second opinion과 같은 것으로 이해하면 될 것입니다.

이 상담코너는 구마모토와 도쿄에 각각 설치되어 있으며, 모두 예약제입니다. "활성화 자기림프구 · NK세포 암치료"에 흥미를 가지신 분, 또 암이라고 진단받고 치료법의 선택에 고민하고 계시는 분은 우선 한 번 상담하시기를 권합니다. 만일 "활성화 자기림프구 · NK세포 암치료"를 받는다 해도, 사전에 모든 의문점이나 불분명한 점을 완전히 납득한 후에 치료하는 편이 안심할 수 있을 테니까요.

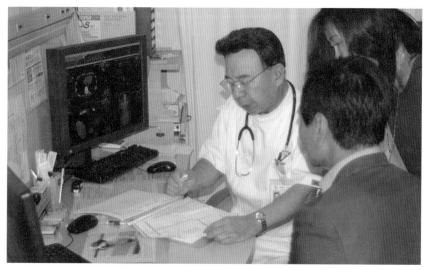

치료에 들어가기 전에 환자와 의사가 충분히 대화하면서 치료방침을 세워 간다

제3장

지역의료에 힘쓰는
"오모테산도 요시다병원"의 대책

암전이 메커니즘의 해명에서 시작된다

저는 대학의 의학부 재학시절부터 '면역의 메커니즘'에 관하여 큰 흥미를 가지고 있었습니다. 대학 졸업 후에는 대학원에 적을 두고, 연구에 전념하고 있었습니다. 아무래도 그 무렵의 저는 임상보다도 연구에 대해 흥미가 강하여, 병원경영을 동생에게 맡기고, 자신은 연구자이기를 원했던 것이 사실입니다.

그러나 1972년에 부친이 암으로 갑자기 돌아가셔서, 당시 은사나 연구동료의 조언도 있고 해서, 연구에 대한 미련이 남지만 병원경영의 길로 들어섰습니다.

애당초 제가 왜 그렇게까지 연구에 전념했는가 하면, 대학원시절에 '암세포 유주촉진인자(주화인자)'라는, 암전이의 메커니즘에서 큰 역할을 하고 있는 인자를 발견한 것이 큰 영향을 미쳤다고 생각됩니다. 이 인자는 제가 세상에서 처음으로, 암조직에서 단일 물질로서 분리 정제하여 '카르티노에그레신'이라고 명명하여 영국의 과학지 「Nature」나, 제29회 일본 암학회총회에서 발표한 것입니다. 대학원시절에 이러한 발견을 할 수 있었던 것은 林秀男 구마모토대학 명예교수(병리학)나 吉永秀 명예교수(병리학)를 비롯한 훌륭한 지도자들이 저의 연구를 진지하게 지도해 주신 산물이며, 이것으로 연구의 기쁨을 알 수 있었던 저로서는 큰 자신감을 가지게 된 것입니다.

지금 이렇게 연구와 임상을 실천하면서, "활성화 자기림프구 · NK세포 암치료"와 같은 새로운 치료법의 확립에 전념할 수 있는 것도 연구자로서의 시점, 사고를 젊었을 때에 공부할 수 있었기 때문이 아닌가 생각합니다. 40년 이상 '암치료'라는 큰 테마를 계속 가지고 있었던 것도, 연구와 임상이라는 2가지 측면에서 접근할 수 있는 환경에 있었기 때문이며, 그러한 환경에서 연구

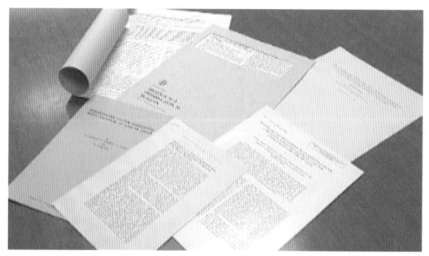

연구성과는「Nature」를 비롯한 다수의 학술잡지에 발표되어 있다

할 수 있었던 것에 감사할 따름입니다.

　그래서 본장에서는 이 새로운 암치료를 도쿄가 아니라 구마모토부터 일본이나 아시아에까지 발신할 수 있었던 원점이며, 지금도 그 거점인 오모테산도(表參道) 요시다병원에 관해서 설명하려고 합니다.

지역의료 외길 112년 한 우물을 판 선구자들

　저의 조부, 요시다 쿠메오(吉田久米男)는 1875년 현재 구마모토현 다마나(玉名)시에서 태어났습니다. 요시다 가는 에도시대 초기부터 대대로 히고(肥後 : 현재의 구마모토현)의 다이묘(大名) 호소카와(細川) 가문이 배치한 번의

(藩医)의 일원으로서 다나마(玉名) 지역에서 개업하였으며, 개조자(開祖者)는 吉田休閑齋라고 칭하였습니다. 증조부 대에 주조업으로 전환하였지만, 사업에 실패하고, 요시다 가는 막대한 부채를 짊어진 채 몰락 직전의 나락으로 떨어졌습니다.

그래서 조부는 유년기부터 의사가 되어 요시다 가를 다시 부흥시킬 결심을 하고, 도쿄로 떠났습니다. 당연히 학자금을 받을 수도 없어서, 조부는 당시 구마모토출신 의사로 황실의 시의로 근무하고 계시던 하마다(浜田)병원에서 서생으로 지내면서, 도쿄의학교(현재 도쿄대학 의학부)에 입학하여, 당시의 최신의학을 열심히 배웠습니다. 바로 고학의 연속이었던 청년시대였으리라 생각됩니다. 당시는 보따리를 지고 타향으로 공부하러 가던 시대였지요.

도쿄에서 의학을 배운 후, 조부는 고향 구마모토로 돌아와서, 갓 설립한 구마모토의학교(현재 구마모토대학 의학부)에서 연수를 겸하며, 1901년 구마모토 시내에서 개업하게 됩니다.

개업 때부터 "요시다료(吉田療)병원"이라는 병원명으로, 내가 철이 들었을 때의 기억으로는 내과, 외과, 산부인과, 비뇨기과, 피부과를 표방하고, 조부 혼자서 내과 치료는 물론, 수술이나 분만까지 담당하셨습니다. 현재처럼 의학이 세분화되지 않은 시대, 의사라는 명칭만 붙으면 무엇이든지 능숙해야 했던 시대였습니다.

반대로 현대에서는 의학이 너무 세분화되어 '전문의제'가 되고, 전반적인 병을 진료하는 의사(general physician)가 적어졌지만, 이것도 시대의 흐름이겠지요?

제 부친인 2대째 요시다 노리오(吉田憲生)는 조부 쿠메오의 3남으로서 1911년에 태어났습니다. 부친에게는 치카오(親男)라는 큰형이 있어서, 구마모토 의과대학(현 구마모토대학 의학부)을 졸업하여 의사가 되면, 요시다료병원의 후계자로 결정되어 대학병원에서 연구를 계속하고 있었습니다.

그런데 불행히도 당시 유행하던 티푸스라는 전염병을 연구하던 중에 자신도 감염되어, 젊은 나이에 아깝게 목숨을 잃고 말았습니다. 그 때 저의 부친은 아직 중학생으로, 장래 문학계로 진출하려고 마음먹고 있었는데, 이러한 갑작스런 사정으로 의학의 길로 나가라는 부모님의 명을 받고, 고민하다가 어쩔 수 없이 방향을 전환할 수밖에 없었다고, 제게 말씀하신 적이 있습니다.

1934년에 구마모토의대를 졸업한 부친은 내과학을 전공하고, 대학병원에서

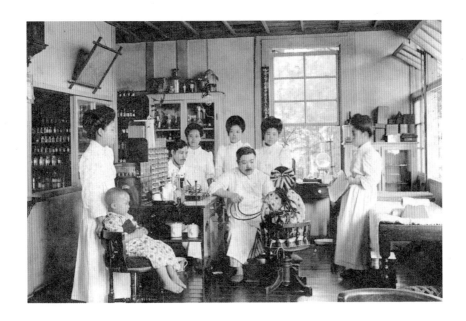

연구를 계속하며, 강사로 근무하고 있었습니다.

그러나 당시의 일본은 때마침 만주(현재 중국부터 몽골)로의 침공을 개시한 시기로, 만주사변이 발발하기에 이르렀습니다. 1939년 부친은 군의관으로서 소집되어, 만주 오지의 하이랄(현재의 내몽고 자치구)로 출정하게 되었습니다. 갓 태어난 저도, 부모님과 함께 현지로 이주하여, 약 2년간을 이국땅에서 지냈습니다.

하이랄은 현재 중국의 북동부로 러시아에 가깝고, 산악지대에서 멀지 않아서, 겨울은 기온이 영하 30~40도나 내려가는 혹한의 땅이었지만, 아직 아기였던 저는 여기에서 지낸 기억이 거의 없습니다. 단지 유일하게 확실한 것은 내 동생인 현재 오모테산도 요시다병원의 원장으로 근무하고 있는 요시다 히토지(吉田仁爾)가 1941년에 이 하이랄에서 태어났다는 사실입니다. 그의 이름에 사용하고 있는 '爾' 글자는 하이랄(海拉爾)이라는 지명에서 딴 것입니다.

1945년에 전쟁이 끝나고, 복원한 부친이 요시다료병원의 2대 원장으로 취임했습니다. 부친은 바로 당시 국민병이었던 '폐결핵'의 치료에 힘을 쏟아야 한다며, 전문 요양소 "백운장(白雲莊)"을 병원의 분원으로 개설하였습니다. 이 백운장은 그 후 1973년에 재활치료전문병원 "구마모토후생병원"으로 다시 태어나기까지, 지역의 폐결핵대책에 큰 역할을 했습니다.

이와 같이, 본 의료팀의 병원이 1901년에 개업한 이래 112년, 지역에 뿌리를 내린 병원으로 오늘날까지 계속할 수 있었던 것은 이러한 선구자들의 위대한 노력의 축적 덕분이라는 것을 잊어서는 안된다고, 지금 다시 한번 생각하는 바입니다.

창립 100주년의 기념강연에 내원하신 도모히토(寬仁) 전하

내가 경영을 인수하고, 요시다료병원에서 요시다병원으로 개명하여 계속 지역의료를 전개해 갔습니다. 그리고 재활치료전문인 구마모토후생병원을 통합하여, 간호노인보건시설 "나데시코(패랭이꽃)"를 병설하고, '오모테산도 요시다병원'으로서 새로운 항해를 시작한 것은 2003년의 일입니다.

이 새로운 병원의 준공기념과 창립 100주년의 축하모임이 같은 해 6월 12일에 구마모토 시내에서 개최되었습니다. 그리고 이 모임의 기념강연을 황족 (일본 천황의 사촌)인 도모히토(寬仁) 전하께 부탁드렸습니다. 갓 완성된 새

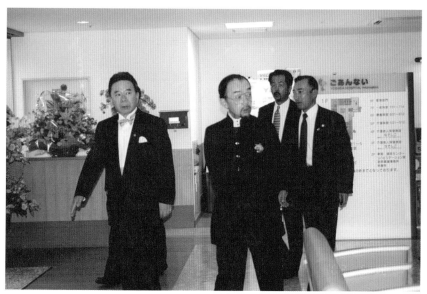

오모테산도 요시다병원 창립 100주년 기념강연회 전에 새 병원을 시찰하시는 도모히토전하(2003년 6월)

병원을 시찰하신 후에 축하회장에 오셔서, 600여명의 청중 앞에서 '암을 이야기하다' 라는 연제로 강연하셨습니다.

아시는 바와 같이 전하는 1991년 1월 하부 식도암수술을 도쿄 츠키지(築地)의 국립암센터에서 받으시고, 그 후에도 2006년까지 식도나 혀, 목 등으로 암이 재발, 발생하여 도합 8회의 수술을 받으셨습니다. 첫 수술에서 6회째 수술까지의 상세한 경과에 관해서는 전하의 저서 「암을 이야기하다」(주부의 벗사 출간)에 상세히 기재되어 있으므로 여기에서는 생략하겠지만, 이 날의 강연에서도 그에 준하는 말씀을 하셨습니다.

전하 자신이 암이라는 병을 체험하고, 몇 번의 수술 경험과, 환자로서의 괴로움, 고민, 또 의료종사자의 업무 내용 등을 자신의 체험에서 느끼신 점과 함께 솔직하고, 알기 쉽게 말씀하셔서, 저를 포함하여 참가자 일동이 깊은 감명을 받았습니다. 특히 전하가 주치의사단과의 깊은 신뢰관계 하에, 정기적인 검사로 조기 발견하고, 발견 후에도 불굴의 정신으로 투병하는 그 자세에는 의료종사자의 한 사람으로서 큰 감동을 받았습니다.

제가 공적으로나 사적으로 모두 전하로부터 지도를 받게 된 것은 몇 년 전에 어느 봉사단체의 대회에서 강연을 하실 때에, 제가 안내역을 담당한 것이 시작이었습니다. 그 때의 연제는 '일본의 복지와 고고학' 이라는 색다른 것이었습니다. 복지에 관해서는 평소부터 사회복지법인 등의 운영에 종사해 온 전하로, '복지의 현장감독' 을 자임하고, 특히 심신에 장애가 있는 분이 스키나 테니스, 댄스 등의 스포츠를 통해서 자립할 수 있도록, 스스로도 지도를 담당하고 있을 정도입니다.

그래서 항상 하시는 말씀이, "비장애인은 장애인을 항상 같은 시선으로 보는 것이 중요하며, 결코 차별해서는 안된다"는 것이었습니다. 그리고 "소위 비장애인이라고 말하는 사람이라도 많은 결점을 가지고 있어서, 장애인에 대해서는 의사와 마찬가지로 "시진", "문진", "촉진"하여 잘 이해하는 것이 중요하다"라는 점을 독특한 유머나 때로 조크도 섞어서 말씀하셨습니다. 국내뿐 아니라 해외의 장애인시설 등도 수없이 시찰하고 오신 전하께서는 국제적인 시점에서 일본의 장애자복지대책이 소프트와 하드의 양면에서 늦어지고 있다는 사실을 실감하고 계신 것 같습니다.

한편 고고학에 관해서는 전하의 부친인 카카히토(三笠宮崇仁) 전하가 전문으로 하고 계셔서, 재단법인 중근동(中近東) 문화센터의 총재를 맡고 계십니다. 센터는 1997년에 터키의 카만·칼레호육 유적의 발굴조사에 착수했습니다. 이 유적은 과거 수십 년간에 걸쳐서 동서문명의 접점인 아나트리아 지역에 있으며, 어떤 민족이나 문화가 존재했는가를 조사·연구함으로써 세계사의 불분명한 부분을 대폭으로 해명할 수 있는, 매우 문화적 의의가 있는 사업이기는 하지만, 터키정부는 어느 나라의 발굴대에게도 출사품의 반출을 금지하고 있습니다. 그래서 동재단에서는 발굴현장에 '아나트리아 고고학연구소'를 건설하기 시작했는데, 그 건설에는 막대한 자금이 필요합니다. 그리고 이 건설모금위원회의 실행위원장을 도모히토(寬仁) 전하가 맡게 되신 것입니다.

평소부터 활동적인 도모히토 전하는 자신이 진두지휘하여, 연주회, 골프토너먼트, 바자 등을 개최하여 모금활동에 분주하셨습니다. 우리들 봉사단체관계자도 여러 면에서 도와 드려서, '터키해'였던 2003년 말에는 목표액의 모금을 달성할 수 있었습니다.

이와 같이 전하는 항상 다정하게 국민들과 접하고, 국민의 마음을 잘 이해하며, 황실과 국민을 이어주는 파이프 역으로서 활약하고 계십니다. 최근에는 아무튼 황위계승문제가 거론되고 있지만, 전하의 마음속에는 일본이라는 국가를 어떻게 세계의 여러 국가들과 함께, 국민이 안심하고 살 수 있는 훌륭한 국가로 성장해 가는가 하는 "국체론"이 있으며, 그 이념하에 발언, 행동하고 있다고 생각합니다. 그 이념은 최근 저술되어, 저도 기증받은, 「황실과 일본인」(명성사 출간)에서도 충분히 느낄 수가 있습니다.

병원 건설은 스텝의 요망을 담아서

제가 원장으로 취임한 것은 1972년의 일입니다. 그로부터 상당한 기간이 지났습니다. 그 사이 병원의 건물도 두 차례 리모델링을 했으며, 현재의 병원은 2003년 완성된 것으로, 그 도처에 우리들 병원에 대한 생각, 치료에 대한 구애가 반영되어 있습니다. 그리고 기쁜 것은 그러한 우리들의 여러 가지 이상이 내원하시는 환자들에게 받아들여져서, 모두가 기쁨을 누리고 있다는 점입니다. 의사로서, 또 의료경영자로서 이렇게 기쁠 수가 없습니다.

특히 설계에 관해서는, 설계컨설팅회사의 담당자에게 원내의 모든 섹션담당자로부터 조언을 들었습니다. 아무리 우리들의 이상이나 이념이 있다 해도, 그곳에서 활동하는 스텝이 불편을 느껴서는 아무 의미가 없으며, 무엇보다도 스텝들은 환자를 치료하기 쉽거나 지내기에 편안함을 피부로 직접 느끼고 있을 터이므로, 그러한 의견을 흡수하지 않을 수가 없습니다. 동선의 흐름에서 콘센트의 위치까지, 모든 면에서 그 곳에서 근무하는 스텝의 희망에 입각한

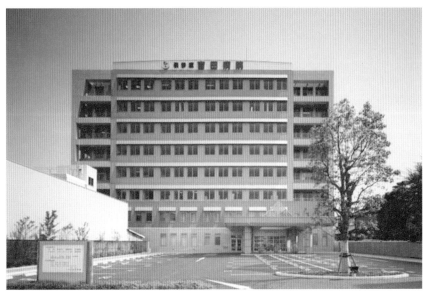

2003년 2월, 새로 단장한 오모테산도 요시다병원

설계가 이루어졌습니다. 물론 코드 등은 모두 바닥 아래나 벽 속으로 주행하도록 하여, 예측할 수 있는 사고발생의 요인을 모두 제거했습니다. 원내 LAN(Online Computer)에 의해서 원내전화를 사용하지 않도록 하고, 전달사항에 오인이 발생하지 않도록 연구도 하고 있습니다.

이런 점은 언뜻 보기에 병원스텝만 좋을 것이라고 생각할 수도 있겠지만, 이것은 모두 환자에 대한 메리트로 연결됩니다. 종래라면 서류작성에 시간을 빼앗기고 있을 간호사가, paperless화로 시간적으로 여유가 생겨서, 환자의 베드사이드로 가는 시간이 많아지고, 간호서비스가 종래보다 한층 폭넓어졌다고 기뻐하고 있습니다. 특히 암환자의 경우는 의학적인 접근은 물론, 간호사나 의료스태프에 의한 정신적 지원이 큰 의미를 가집니다. 의사나 간호사의 병실방문 시간이 많아지는 것은, 눈에 보이지 않는 부분에서의 서비스 확충에 크게 공헌하고 있다고 저도 느끼고 있습니다.

포괄의료를 지지하는 진료스태프

건물의 내부에 관해서는 또 언급하겠지만, 진료면에서도 저의 이상이 하나하나 이루어져서, 충실한 포진을 깔 수가 있었습니다. 여기에서는 조금 자화자찬일수도 있겠지만, 오모테산도 요시다병원의 진찰체제에 관하여 개설하겠습니다.

우선 병상 수는 일반병동이 122상. 여기에 부수시설로서 3-4층에 "나데시코(패랭이꽃)"라는 노인보건시설이 병설되어 있고, 이것이 66상 있습니다. 노인보건시설이란 병원에서 요양을 하고 있던 고령자가 가정복귀를 목표로 입소요양을 하는 고령자 간호시설입니다. 의료제공체제 하에서 운영되므로, '병원과 특별양호 노인홈의 중간에 있는 시설'로 이해하면 될 것 같습니다.

그러니까 오모테산도 요시다병원은 급성기 병동(병발증 직후 증상이 극심한 시기의 치료를 목적으로 하는 병동), 요양형 병동(급성기는 벗어났지만 회복을 위해서 장기적인 계획의 요양을 필요로 하는 환자를 보살피는 병동), 간호형 병동(간호와 의료가 필요한 환자를 보살피는 병동)의 3가지 병동이 있으며, 이것과는 별도로 노인보건시설이 있어서, 매우 기능적인 시스템이라고 할 수 있습니다.

급성기에 입원한 환자의 병상이 안정되어 요양형 병동으로, 또는 간호와 의료를 필요로 하는 환자는 간호형 병동으로, 나아가서 노인보건시설에서 입소 중인 고령자가 만일 병상이 악화된 경우는 바로 요양형 병동이나 급성기 병동으로 이동시키는 흐름이 원내에서 완결될 수 있습니다.

그 중에서도 노인보건시설은 병원에서 떨어진 곳에 만들어지는 경우가 많아서, 입소자나 가족에게는 불안감이 큰데, 이 2가지 시설을 같은 부지의 같은 건물 안에 만듦으로써, 그러한 불안을 없애고, 우리들 의료제공 측에서도 기능적인 동선 덕분에 활동하기가 쉬워집니다. 요즘은 특히 도시형 종합의료시설의 모델케이스로서 각지에서 견학자가 방문합니다. 2006년 2월에는 일본의료기능평가기구의 인정을 받기에 이르렀습니다.

호흡기과에 충실

본원의 명예원장인 安藤正幸 의사는 구마모토 의학부 전교수로, 일본호흡기학회 회장까지 역임하고, '여름형 과민성 폐렴'이라는 질환을 발견한 일본 호흡기질환의 권위자입니다. 사르코이도시스라는, 폐에 특수한 섬유와 같은 물질이 생기는 난치병이 있는데, 이 일본 사르코이도시스 학회의 현역 이사장도 겸임하는 등 현재도 제일선에서 활약하고 계십니다. 안도(安藤) 의사의 수하에는 각지의 의료기관에서 소개를 받은 폐기종이나 COPD(만성 폐색성 폐질환), 사르코이도시스 환자가 많이 방문하고 있습니다.

그런데, 폐암의 내과적 치료의 좋고 나쁨은 어디에서 판별할 수 있는 것일까요? 저는 이렇게 생각합니다.

우선 가장 빨리 암의 종류를 확인할 것. 그리고 환자의 체력이나 체질에 따른 유연성 있는 대응을 취하는 것이 폐암치료에 있어서 가장 훌륭한 의사라고 생각합니다. 한번에 고용량의 항암제를 사용하여 암을 처치하는 경우도 있겠지만, 간헐요법으로 일정한 간격을 두고 투여해 가는 방법도 있습니다. 그리고 이 환자에게는 어떻게 대처해 가야 하는가 하는 판단은 얻을 수 있는 모든 정보를 근거로 분석한 결과에, 그 의사의 경험을 합하여 검토해야 합니다. 폐암치료에 의한 생존률은 바로 이 미묘한 판단에 따라서 달라지며, 본원의 다나카(田中) 의사와 같은 경험이 풍부한 전문의가 재직하는 것은 환자들에게는 매우 큰 힘이 되며, 또 암치료를 메인으로 자리 잡은 본원으로서도 결코 없어서는 안되는 귀중한 존재입니다.

또 암과는 직접적인 관련이 없지만, 본원의 호흡기과에서는 근년 사회문제가 되고 있는 SAS(sleep apnea syndrome 수면무호흡증후군)의 진단과 치료에도 힘을 기울이고 있어서, 구마모토현 내에서도 최고 클래스의 증례 수를 보유하고 있습니다.

수면무호흡증후군의 검사와 치료

본문에서도 언급했지만, 본원의 호흡기과에서는 폐암 등의 호흡기질환 치료와 병행하여, SAS(수면무호흡증후군)의 진단과 치료에도 힘을 쏟고 있습니다. 여러분도 아시겠지만, SAS란 주로 비만이 원인으로 목의 살이 비후되어,

수면 중에 기도가 막혀서 본인도 모르는 사이에 호흡이 멈춰 버리는 병입니다. 본인에게는 호흡이 멈춘다는 의식이 없이, 푹 잠들어 있는 것처럼 보여도 의학적으로는 매우 얕은 잠이 들어 있어서, 낮에 심한 졸음이 오거나, 혈압이 오르는 등의 증상이 나타나는 것으로 알려져 있습니다.

몇 년 전인가 신간선의 운전사가 SAS 때문에 주행 중에 잠이 들어서, 비상 정지장치로 긴급 정지하여 위험을 면했다는 뉴스를 기억하고 계시는 분도 많으리라 생각합니다.

SAS의 원인은 비만뿐 아니라, 턱의 형태도 관련되어 있습니다. 특히 구미인에 비해서 턱이 작은 일본인은 골격상의 문제 때문에 SAS가 될 위험이 크며, 비만이 아니라고 해서 안심할 수 없는 병입니다.

본원에서는 이 SAS의 진단과 치료를 위한 "수면시 무호흡 외래"라는 전문 외래를 마련하여, 전문성이 높은 치료를 하고 있습니다.

통상 이 병을 진단하기 위해서 원내에 1박 입원하여, 수면 중의 호흡상태나 혈압의 정도, 혈중의 산소농도 등을 컴퓨터 해석하여 확정 진단하게 됩니다. 이 진단은 가능한 평소와 같은 상태에서 자는 것이 중요합니다. 아무래도 '병실'이라는 분위기에서는 환자가 긴장하게 되어, 수면이 얕아질 위험성이 있기 때문입니다.

이 점 본원에서는 SAS의 검사입원뿐 아니라 원내 전체를 '병원 같지 않은' 요양환경을 갖춤으로써, 보다 편안한 분위기 조성을 실천하고 있습니다. 병실은 물론, 진찰실이나 로비 등, 모든 면에서 종래의 병원과 같은 살풍경을 배제하고, 그 곳에 있는 것만으로도 편안히 지낼 수 있는 생활환경의 쾌적성 조성에 힘을 쏟고 있습니다.

검사 결과, SAS라고 판명된 경우는 시파프라는 기계로 입과 코에서 공기를 내보냄으로써 무호흡상태가 되는 것을 방지하고, 병행하여 다이어트에 힘쓰게 함으로써 개선을 목표로 하게 됩니다. 물론 중증 상황이라면, 목의 기도를 확장하는 외과수술을 해야 하는 경우도 있어서, 결코 무시할 수 없는 병입니다.

수면시간은 충분히 취하고 있는데 낮에 졸려서 참을 수 없다거나 가족들에게 야간의 무호흡을 지적받은 분은 꼭 한 번 검사를 받아보시기 바랍니다.

소화기과의 특징

본원의 소화기과에서는 자화자찬 같지만, 저의 장남인 吉田元樹 의사가 협력지도를 담당하고 있습니다. 그는 구마모토대학의 의국에서 공부한 후, 치바현 카시와시(柏市)에 있는 국립암센터 동(東)병원과 도쿄 츠키지(築地)의 국립암센터 중앙병원에서 소화기암에 대한 항암제 치료를 주로 진료에 적용하고 있었습니다. 그 후 구마모토 지역 의료센터를 거쳐서, 오오사카 의과대학의 강사로서 소화기종양을 전문으로 보고 있으며, 본원에서는 그의 지도 하에서 내시경에 의한 위암의 조기진단과 조기치료에 힘을 쏟고 있습니다.

아시는 바와 같이 근년 내시경의 진보는 매우 눈부십니다. 위fiberscope나 대장fiber은 본래부터 복강경이라 불리는 수술용 내시경도 매우 진화하여, 이전이라면 크게 개복해야 했던 수술의 대부분이 배에 상처도 내지 않고, 또는 아주 작은 구멍을 몇 군데 뚫는 것만으로 가능해진 것입니다.

위뿐 아니라, 인간의 장기를 부분적으로 절제하여 적출한다는 것은 환자가 받는 신체적 damage가 결코 작지 않습니다. 물론 "암을 제거한다"는 최우선

과제가 눈앞에 놓여 있을 때에, 그것을 피할 수 없는 것도 사실이지만, 내시경을 사용함으로써 그 risk를 최소한도로 줄일 수 있으므로, 이용하지 않을 수가 없습니다.

특히 위암은 조기에 발견하면 위카메라에 장착된 기구를 사용하여 수술할 수 있으므로, 환자가 받는 신체적인 damage가 매우 적게 끝납니다. 내시경 끝에 장착된 기구가 암조직을 깨끗하게 잘라내어 회수해 버리는 ESD(내시경적 점막하층 박리술)는 같은 의료자인 내가 보기에도 감동하지 않을 수 없습니다.

그리고 이 위 fiberscope도, 옛날의 괴롭고 고통스러운 것과는 달리, 기구 그 자체가 가늘고 고성능화되어, 마취에 능숙하게 사용함으로써, 거의 고통을 느끼지 않고, 편하게 할 수 있게 되었습니다.

단, 내시경검사는 아무래도 시술자의 테크닉에 따라서 좌우됩니다. 이것만은 경험과 센스에 따르는 바가 커서, 이것만 기술이 진보된 현대에서도, "그 내시경검사는 괴로웠다"는 환자의 한탄을 들은 적이 있을 정도입니다.

그 점 본원의 위내시경검사가 매우 평판이 좋아서, 저도 건강검진에서 위의 내시경검사를 받지만, 정말 옛날의 괴로웠던 검사와는 하늘과 땅 차이로, 이 정도라면 조기발견에 박차를 가하고, 나아가서는 위암으로 인한 사망률의 저하도 꿈이 아니라고 실감하게 됩니다.

치료는 물론이지만, 특히 검사를 받는 사람이 그 시점에서는 병자가 아닌 만큼, 편하고 정확하게 하는 것보다 더 좋은 것이 없습니다. 앞으로 일본의 건강의료의 진로는 확실히 그런 면에서 질이 향상되어 가고 있으며, 본원에서도 반드시 그 첨단에서 실천하고자 합니다.

팀의료의 중요성

　암치료에 임하는 저의, 오모테산도 요시다병원의 입장을 장황하게 기술해 왔는데, 현대에서 이러한 중규모 민간병원이 "암치료"라는 큰 테마 하에서 어떻게 활동해야 하는가 하는 것은 경영자인 저뿐 아니라, 지역주민이나 멀리 전국에서 오시는 환자들의 요구에 한 마디로는 설명할 수 없고, 또 그런 손쉬운 문제가 아니라는 점도 알고 있습니다.

　그 중에서 조금씩 축적해 온 면역연구센터의 실적을 앞으로 어떻게 살려 갈 것인가를 더욱 숙고해야 한다는 것이 확실합니다.

　현재 구마모토에는 암센터가 없습니다. 앞에서도 소개하였지만, 제 장남(吉田元樹)은 국립암센터에서 소화기암의 내시경 절제나 항암제에 의한 화학치료에 관한 임상실적을 쌓고 구마모토로 돌아왔습니다. 현재는 오오사카 의과대학의 강사로서 소화기센터에 근무하고 있지만, 그의 이야기를 들으면, 역시 암치료에서 전문 특화된 국립암센터의 의료수준이 높고, 특히 그는 그 곳에서 행해지는 '팀으로서 기능성의 높이'를 뼈저리게 느낀다고 합니다.

　지금 의료계에서는 "팀의료"가 제창되고 있습니다. 대부분의 경우 이 말은 병원에서 직급상의 벽을 허물고 의사, 간호사, 기사, 약제사, 영양사, 사무 등이 조직횡단적으로 제휴를 강화하여 의료의 질을 향상시키는 것을 목적으로 사용하는 말이지만, 그가 말하는 팀이라는 말에는 그것과는 또 다른 뉘앙스가 느껴집니다.

　물론 원내의 직종간의 장벽을 허무는 것도 매우 중요하며, 본원에서도 그 편성을 추진하고 있지만, 그것과는 별도로 '의사간의 연휴'의 필요성을 느끼는 것입니다. 한 사람의 암환자를 치료하는데 전문의 혼자서 완전히 커버하는 것은 불가능합니다. 진료과나 전문의 틀을 벗어나서, 모든 시점에서 병상을 검증하고, 여러 가지 의견 하에 치료방침을 검토해 가는 것이 이상적이라는 것은 누구나 이론이 없으리라 생각하지만, 이것이 좀처럼 생각대로 되지 않는 것이 의료계인 것입니다.

"Oncology center"의 확립과 "중립자선치료"

구마모토라는 곳은 다행히도 의료교육의 수준이 전국적으로 높다는 점에서, 매우 우수한 의사가 배치되어 있습니다. 그러나 이 우수한 의사들이 혼자서 개별적으로 활약하고 있을 뿐, 긴밀한 의료제휴가 이루어지지 않고 있습니다.

암센터와 같은 높은 차원에서 암치료에 전념하는 의료기관이 되면, 당연히 그러한 조직횡단적인 의사끼리의 제휴가 생기게 되는데, 지금 구마모토에는 그것이 없습니다. 제가 암센터까지 가지 않아도 되니까, "암치료"를 테마로 하는 종합적인 의료기관이 하나 있는 것만으로, 그러한 이상적인 진료체제가 생기게 되리라 생각합니다.

그래서 제가 생각하고 있는 것이 "oncology center"입니다. 지금까지 기술해 온 바와 같이, 암치료에는 외과적 수술, 항암제치료, 방사선치료, 그리고 제4의 치료법으로 면역치료가 있습니다. 각각 내부적으로 세분화되어 있으며, 그 좁은 영역의 전문의가 많이 있지만, 이것을 종합적으로 인식하여 치료하는 의사가 적습니다. 그리고 그러한 암치료전역에 정통한 의사(특히 임상종양의)를 "medical · oncology"라고 하며, 그러한 의사들에 의해서 운영되는 병원이 oncology center입니다.

이러한 곳이라면 종래의 치료법은 물론, 아직 의료계 전체에서 보았을 때에 인지도가 낮은 면역치료에 관해서 제대로 된 올바른 지식을 가진 의사가 있으므로, 환자도 안심하고 치료에 임할 수 있습니다. 그리고 이러한 의료시설이 하나 있는 것만으로, 그 지역의 암에 대한 의료의 레벨이 대폭으로 향상되는 것입니다.

최근 주목받고 있는 치료법으로 "중립자선 암치료"가 있습니다. 중립자선 암치료는 탄산이온을 가속기로 광속 60~80%까지 가속하여, 암병소에 조사하는 최첨단의 방사선치료법입니다.

종래의 방사선치료에 사용하는 X선이나 감마선은 체외에서 암병소를 조사하여, 몸의 표면 근처에서 방사선량이 최대가 되고, 그 이후는 점차 감소되어, 몸의 깊은 곳에 있는 암병소에 충분한 damage를 줄 수가 없습니다. 또 암병소 이외의 정상세포에도 damage를 주게 됩니다. 그러나 중립자선은 선량 집중성이 매우 뛰어나서, 암병소에 핀포인트로 조사할 수 있습니다. 몸의 깊은 곳에 있는 암이라도, 정상세포에 damage를 최소한도로 억제하면서 집중적으로 조사할 수 있습니다. 암세포만을 집중적으로 조사하므로, 주위의 정상세포에 대한 damage(=부작용)를 최소한도로 억제할 수 있습니다. 또 통증이 없어서 고령 등으로 체력이 불안한 분의 치료도 가능합니다.

중립자선은 양자선이나 X선, 감마선에 비해 암세포를 살상하는 능력이 2~3배 정도 높아서, 1회 조사로 얻을 수 있는 효과가 큰 것이 특징입니다. 더구나 방사선이 잘 듣지 않는 암이나 복잡한 장소에 생겨서 수술이 어려운 암도 치료할 수 있습니다.

 일본에서 4번째 중립자선 치료시설로서, 구마모토시에서 전차로 20분 거리인 사가(佐賀)현 도스(鳥栖)시에 "사가하이마트"가 개원하였습니다. 본원의 면역치료와 이 중립자선 치료를 병용함으로써, 상승효과가 더욱 기대되고 있습니다.

이제부터 시작되는 "암의 유전자치료"

 수개월 전 미국 할리우드의 인기여배우 안젤리나 졸리가 유방암을 예방하기 위해 자신의 유방을 전부 절제했다는 뉴스가 세상에 떠돌았습니다. 그 이유는 자신의 유방암유전자를 검사했더니, 암이 될 확률이 87%로 높고, 자신의 모친도 유방암으로 사망하여 그 예방을 위해서였다는 것입니다. 최근 유전자 해석기술이 눈부시게 발전하여, 사람이 가지고 있는 게놈(유전자)의 30억 개를 슈퍼컴퓨터를 사용하여 해석할 수 있게 되었습니다. 사람은 태어났을 때부터 여러 가지 유전자를 가지고 있으며, 그것을 장기별로 해석하여, 그 속의 병의 유전자를 발견할 수도 있다는 것입니다.

 암에도 세포의 암화를 촉진시키는 "암유전자"와 암화를 억제하는 "암억제유전자"가 있습니다. 본원에서는 소량의 채혈로 체내에서 암이 발생하기 쉬운 16장기의 "암유전자" 검사를 개시했습니다.

 그 방법과 상세한 순서는 아래에 기술하였지만, 이와 같이 자신의 체내의 "암유전자"를 검사하여, 암의 발병 위험이 높으면, 그에 따른 대책을 일찌감

치 강구할 수 있습니다. 그리고 지금부터 차례로 발견되는 유전자의 재조합기술을 사용하면 암의 발병조차 예방할 수 있는 시대가 다가오고 있다고 할 수 있겠습니다.

■ 암유전자 검사란

정상세포의 '암화' 에 관여하는 유전자의 변이를 검사하고, 영상진단에서는 발견이 불가능한 분자레벨의 '미세한 암세포' 의 존재리스크를 평가하여, 암의 초조기진단을 가능케 합니다. 또 눈에 보이지 않는 '암의 위험' 을 현재화(顯在化)하여, '암의 예방' , '암의 재발방지' 를 위한 새로운 지표를 제공합니다.

■ 유전자검사의 목적

1) 초조기진단

영상진단, 내시경검사 등으로는 확인할 수 없는 미세한 암세포(5mm 이하)라도, 암세포에서 혈액 속에 유리되는 DNA, RNA 등을 해석하여 분자, 세포레벨의 "미세한 암세포" 로 검출의 존재위험을 평가합니다. 이것으로 초조기진단(전암상태의 위험평가)에 의한 조기발견, 조기치료, 치유확률 향상을 목표로 합니다.

2) 예방관리

영상진단, 내시경검사 등으로는 확인할 수 없는 "미세한 암세포" 의 존재위험, 유전자변이에 의한 "발암위험" 의 평가 등을 계속하여, 개개인의 체질, 생활습관에 맞는 최적의 예방관리지도를 실현합니다. 이것으로 암예방의 효과

확인, 발증억제, 조기발견을 목표로 합니다.

3) 안전성

검사에 필요한 것은 약 20cc 정도의 채혈뿐이므로, 다른 영상진단과 같은 방사선피폭, 강력한 전자파 등의 인체에 대한 악영향을 걱정할 필요가 없습니다.

채취한 혈액은 전문기관에서 DNA 팁, 시퀀서(sequencer), 리얼타임 PCR 등의 최첨단 기기를 각 검사에 따라서 사용하고, 변이해석이나 메틸화해석을 하여 결과를 검사레포트에 정리합니다.

검사를 희망하시는 분은 본원에 문의하시기 바랍니다.

소화기암에 대한 항암제 치료 최신의 유효성

소화기암에 대한 화학요법은 대부분 외과의가 하고 있는 것이 일본의 현 실정입니다. 그러나 외과의의 대부분은 화학요법을 전문으로 하고 있는 것이 아니라, 수술이 불가능해진 환자를 앞에 두고 "어쩔 수 없이" 하고 있는 "인정적인 외과의"가 대부분입니다.

화학요법의 중심이 되어야 하는 것은 "임상종양의"이며, 구미에서는 이미 그렇게 하고 있습니다. 앞으로 일본에서도 이러한 이상적인 형태가 될 것을 요망하는 바입니다. 이 임상종양의와 "인정적인 외과의"의 차이라고 하면, "인정적인 외과의"는 환자나 그 가족의 희망을 강하게 받아들여서 치료하는데 반해서, 임상종양의는 객관적 판단하에서 판단을 내린다는 점에 있다고 할수 있겠지요. "환자의 의견은 이러하지만, 병상적으로 생각하면 이렇게 하는 편이 낫다"고 생각되는 경우, 의학적 의견을 알기 쉽게 설명하고, 동의를 구하여 방침을 결정한다는 것이 임상종양의의 기본적 스탠스입니다. 환자나 가족의 입장에서 보면 자칫 "냉정해"보이기 쉬운 임상종양의의 판단도, 나중에 "매우 좋아졌다"는 감사의 마음으로 바뀌는 경우가 많은 것도 사실입니다. 그러나 무엇보다도 큰일은 판단력의 차이가 아니라, 정보 수집력이라는 점에서, 보다 많은 시간을 들여서 치료하고 있는 임상종양의에게 "인정적인 외과의"는 어울리지 않는다는 점입니다.

위암이나 대장암치료에 있어서 화학요법의 evidence로서, 현재 다음과 같은 것이 널리 일컬어지고 있습니다. 수술불능이라고 판단될 정도로 광범위하게 병소가 존재하는 경우, 항암제 치료를 받은 사람과 받지 않은 사람의 무작위 비교 시험에서, 항암제치료를 받는 사람이 확실히 연명효과를 확인했다가 보고가 있으며, 임상종양의 사이에서는 이미 동의하는 바입니다.

지금까지는 수술불능이던 위암환자에 대한 표준적 치료방법이 확립되어 있지 않았습니다. 그러나 최신의 지견에 의하면, 후생노동성 주도에 의한 일본 임상종양 그룹에서, ① 「5FU」대「TS-1」대「이리노테칸＋시스플라틴 병용요법」, 제약기업주도에 의한다. ②「TS-1」대「TS-1＋시스플라틴」, ③「TS-1」대「TS-1＋이리노테칸」, ④「TS-1」대「TS-1」대「TS-1＋도키탁셀」, ⑤「TS-1, 대「5FU＋1-로이코보린」―이라는 5가지 임상시험결과가 2007년 5월에 개최된 미국 임상종양학회에서, 일본에서 세계로 발신되었습니다. 절제할 수 없는 위암에 대해서 최초로 어떤 치료를 하면 되는가 하는, 오랫동안의 의문에 결착

할 가능성이 높고, 그 결과 점차 앞으로의 위암치료가 크게 변화될 가능성조차 지적되고 있습니다.

한편 대장암은 이미 구미에서는 화학요법과 새로운 치료제인 분자표적치료제를 병행하는 고레벨 치료가 이루어지고 있으며, 이미 2종류의 분자표적치료제인, 베바시주맙, 세툭시맙이 임상 도입되고 있어서 환자나 임상종양의가 기대하고 있습니다.

이와 같이, 위암과 대장암에 관해서만도 몇 가지 새로운 치료법이 현재 이미 임상시험에 임하고 있습니다. 의학은 확실히 발전되고 있어서, 앞으로도 여러 가지 치료법이 개발될 것입니다. 우리들은 항상 이러한 새로운 치료법의 정보에 관심을 가지면서, 암치료에 전념하려고 합니다.

순환기과의 정비

협심증이나 심근경색, 심부전, 부정맥이라는 심장주위의 질환을 진료하는 것이 순환기과인데, 여기에서도 저의 3남 吉田俊彰 의사가 전문의로 지도를 담당하고 있습니다. 그는 본원의 순환기과 소속으로, 주로 UCG라는 초음파 진단을 메인으로 임상을 담당하고 있습니다.

순환기과 치료법이라고 하면 혈관 내에 심장혈관 카테터라는 가는 관을 넣어서 협착의 진단이나 혈전을 제거하는 치료법이 최근 들어 알려졌는데, UCG는 그렇지 않고, 초음파를 사용하여 바깥쪽에서 혈관내의 상태를 볼 수가 있습니다. 더구나 여러 가지 첨단기술로 색조나 탄력 등 종래에는 알 수 없었던 정보까지 순식간에 얻을 수가 있어서, 단시간에 안전성이 높은 진단을 할 수가 있습니다. 심근경색이나 심장판막증이라는 생명의 위험에 직면하는 중대질환의 조기발견에 유용하게 되었습니다.

본원의 순환기과 치료법은 주로 약물치료가 중심이 됩니다. 이 순환기과의 약품도, 최근에는 매우 많은 종류가 개발되어 있어서, 의사라고 해서 누구나 처방할 수 있는 것이 아닙니다. 고도의 치료는 전문의에게 맡겨야 하며, 그런 점에서 본원은 풍요로운 환경이 갖추어졌다고 자부하는 바입니다.

물론 진단 결과, 심장혈관외과에서 외과적 치료(수술)가 필요한 경우에는 구마모토대학이나 제생회 구마모토병원, 구마모토국립병원, 구마모토중앙병원이라는 대규모병원과 연결되어 있으므로, 신속히 의료제휴를 취할 수가 있습니다.

건강진단센터의 발전

저의 life work의 하나이기도 한 "예방의학과 건강관리"는 지금이야 많은 의료기관, 또는 의사가 개인레벨에서도 제창하고 있지만, 10년 전만 해도 "의사가 예방을 권해서 어쩌려고?" 등으로 야유를 받던 시대가 있었습니다. 그러나 본원에서는 30년 전부터 건강검진센터를 설치하고, "예방의학"에 힘써왔습니다. 확실히 의사가 예방을 부르짖어서, 모든 병에 걸리지 않는다면 병원경영을 꾸려나갈 수 없게 되어, 결과적으로 '자기 목을 조르는 격이다' 라고 진지하게 생각하던 시대가 있었던 것도 사실입니다. 현재는 메타볼릭 신드롬

(고혈압, 고지혈증, 당뇨병의 복합병태 = 내장지방증후군)의 예방을, 거국적으로 제창하게 되었습니다.

그러나 이미 언급하였듯이, 암이나 순환기계 질환을 대표하는 생활습관병의 대부분은 조기발견만 하면 생명에 아무런 지장 없이, 안전하게 치료할 수 있는 시대가 되었습니다. 즉, 예방으로 병을 미연에 방지할 뿐 아니라, 조기에 발견하기 위해서도, 건강진단이나 검진의 중요성이 증가되었다고 할 수 있겠지요.

그래서 본원에서는 건강검진을 전문으로 하는 센터를 원내에 설치하고, 지역주민이나 기업단위의 건강진단에 도움이 되고 있습니다. 2층 전층을 사용하며, 전임 닥터가 진단과 건강지도를 담당하고 있습니다.

특히 건강검진을 받는 단계인 분은 그 시점에서는 아직 병(환자)이 아니라, 병이 발견되지 않으면 건강인으로 병원을 뒤로 하게 됩니다. 이것은 건강한데 병원에 오는 셈이므로, 특히 그곳에서의 거주성이 중시되어야 한다고 생각합니다.

현재 병원건물을 설계함에 즈음하여, 환자가 입원하는 병실의 거주성을 향상시키는 것을 중시하는 것은 물론이지만, 특히 건강한 사람이 오는 건강검진센터는 한 층에 힘을 쏟으려고 생각했습니다. 그 결과, 고급호텔과 같다고는 할 수 없지만, 다른 의료기관에서는 볼 수 없는 고급스러움이 넘치는 건강검진센터를 만들었다고 생각합니다. 사실, 현 내외에서 많은 의료관계자가 본원을 견학하러 방문하는데, 내방하신 여러분들이 한결같이 놀라는 것이, 면역연구센터와 건강검진센터의 충실성입니다. 근처에 계신 분은 견학만 하셔도 됩니다. 시간이 있을 때에 가볍게 들러 주십시오. 종래의 병원에 대한 이미지를 근본적으로 뒤집어 놓을 것입니다.

종합적인 요양환경의 설비

이 밖에도 본원에서는 재활치료전문에 富松正太郎 의사라는 재활치료 인정 의가 진료부장으로 간호병동을 담당하고 있으며, 고령자에게 많은 "오연"의 예방지도 등을 하는 작업요법사도 근무하고 있습니다.

또 이것도 제 아들 얘기라서 송구스럽지만, 제가 사장으로 근무하는 주식회사 큐슈 food supply center(병원이나 시설의 급식서비스의 수탁업무를 하는 기업)의 전무로서 차남 吉田秀憲이 근무하고 있습니다. 요시다 가에서 유일한 비즈니스맨인데, 이 회사는 약 40년 전에 구마모토현 의료법인협회를 모체

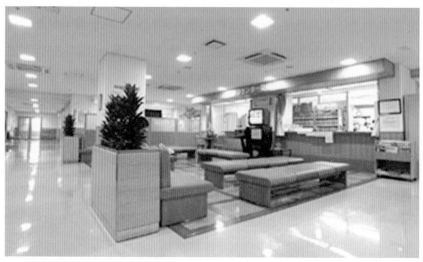

오모테산도 요시다병원의 건강검진센터
느긋하고 넓은 공간에, 인간독실(단기간에 종합정밀건강진단을 받기 위한 시설)을 비롯하여 각종 검사실이 정비되어 있다

로 설립되어, 구마모토현을 중심으로 약 70여 곳의 병원이나 고령자시설 등에 급식의 전면적인 수탁서비스를 하고 있습니다.

현재, 일본 병원의 약 52%, 시설의 64%가 급식을 외부에 위탁하고 있으며, 이러한 경향은 해마다 증가하고 있습니다. 환자나 이용자의 요구의 다양화 등으로, 10여년 전의 '차갑고, 맛이 없던' 의료기관이나 시설의 급식도 종말을 맞이하고, 가정에서의 식사와 마찬가지로, 또는 그 이상의 레벨, 즉 '따뜻하고, 맛있는' 메뉴를 '자택과 같은 시기' 에 제공할 것을 요구하게 되었습니다. 그 때문에 급식수탁기업도 전문연수를 쌓은 영양사나 훈련을 잘 받은 조리사가 환자나 입소자의 요구에 적응하는 식사서비스를 제공하게 되었습니다.

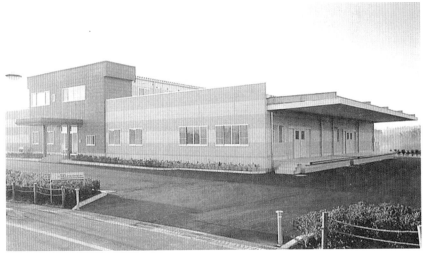

2001년, 구마모토시에 완성된 큐슈 food supply center 신공장은 HACCP에 대응하는 최신 급식센터로서 주목을 모으고 있다

이와 같이 병원이나 고령자시설 등에 대한 급식서비스를 전문으로 하는 기업이 전국적으로 있어서, 1985년에 그들이 모여서 공익사단법인 일본 메디컬 급식협회가 결성되었습니다. 현재 205사가 가맹하여 지역마다 5개의 블록으로 나누어 각각 업무의 대행보증이나 사원의 교육연수 등을 하고 있습니다. 저는 협회의 서일본지부(주고쿠, 시코쿠, 큐슈지역)의 담당부회장과 학술위원장을 역임하고 있으며, 미력하나마 협회의 발전에 최선을 다하려고 합니다.

여기에게 여러분께 꼭 알리고 싶은 것이 있습니다. 그것은 병원경영에 있어서 중요한 점은 "파라메디컬"이라 불리는 의료종사자의 육성이 큰 의미를 갖는다는 것입니다. 파라메디컬이란 "의사 이외의 의료종사자"의 총칭입니다. 간호사, 약제사, 각종 기사, 영양사 등 병원에는 의사 이외에도 많은 의료종사자가 근무하고 있습니다. 수적으로 보면 의사보다도 파라메디컬 쪽이 훨씬 많아서, 이 스텝들의 활동 여하에 따라서 병원 전체의 의료수준이 크게 바뀐다고 해도 과언이 아닙니다. 당연히 우수한 파라메디컬이 많으면 많을수록 정확한 진단과 신속한 치료가 가능하며, 그것은 그대로 환자의 메리트가 되는 것입니다.

간호노인보건시설 "나데시코(패랭이꽃)"

이미 언급하였듯이, 본원에서는 2003년 리뉴얼에 맞춰 원내에 간호노인보건시설 "나데시코"를 병설하였습니다. 여기에 입소하는 고령자분들은 항상 의료와 인접하여 안심할 수 있는 요양이 약속되어 있습니다.

구마모토라는 곳은 본원이 있는 시내중심부를 핵으로 도너츠화 현상이 진행되고 있어서, 젊은 사람들은 출퇴근에 다소 시간이 걸려도 교외에 살 수 있지만, 근년에는 그 반동으로 도시에서의 고령화가 문제가 되었습니다. 오랫동안 살던 친숙한 동네를 떠나서 교외로 이사한다는 것은 노인들로서는 용기가 필요합니다. 도시에서 받아주는 시설이 있으면 안심이지만—하는 소리를 하게 된 것입니다. 그러한 요구를 받아들여서 "그렇다면 병원 안에 병설하자"라고 생각하여 만든 것입니다. 병원과 같은 부지에 별관으로 세우는 타입은 가끔 보지만, 완전히 같은 건물에 병설하는 케이스는 국내에서도 드문 경우입니다. 원내에 병설함으로써, 입소자도 안심할 수 있고, 의료제공 측도 활동하기 쉬워지는, 쌍방 모두에게 메리트가 되는 셈입니다.

2006년 4월에 출발한 제도에 "포괄지원센터"라는 것이 있습니다. 이 기관은 65세 이상의 고령자를 건강의 정도나 간호의 필요도 등에 따라서 "이 사람은 재택케어", "이 사람은 특별양호노인홈" 등으로 최적의 의료기관이나 간호시설로 나누는 기능을 하는데, 본원은 구마모토시로부터 사교구의 포괄지원센터로 지정을 받고 전임 스텝을 배치하여, 시의 중심지역의 고령자를 위한 상담창구의 역할도 담당하게 되었습니다.

이것으로 선진의료, 지역의료, 예방의학, 그리고 간호서비스의 4가지 측면에서 사회에 공헌해 가는 체제가 정비되었습니다. 제가 이 병원을 인수한 1970년을 생각하면 격세지감이 있고, 시대의 변천을 실감하지 않을 수 없습니다. 시대에 입각한 요구를 정확하게 파악하고, 의료기관으로서 무엇을 해야 하는가를 생각하여 추진해 온 셈이지만, 바야흐로 그 성과를 발휘할 시기로 접어들었다고 생각합니다.

종합적인 의료주변업무의 정비

지금으로부터 약 40년 전, 구마코토현 의료법인협회의 유지들이 당시 간호사의 부족을 해소할 목적으로 구마모토간호전문학교라는 간호학교를 설립하였습니다. 역사적으로 보아, 간호학교는 보통, 대학이나 국립병원, 의사회 등의 부속교육기관으로 설립되고, 또 운영되는 것이 일반적이었습니다. 이 학교와 같이 어느 조직에도 소속되지 않는 단독 경영의 간호학교는 매우 특이하지만, 역대 이사나 교직원들의 노력에 의해서, 또 지역의료의 발전을 위해서라는 공통인식 하에, 몇 군데 지역기간병원에서 간호실습 등의 협력을 받으며, 지금까지 훌륭하게 유지되고 있습니다. 현재는 구마모토현 간호협회 전회장인 城慶子 이사장 하에, 불초 소생도 부이사장으로 보다 나은 학교운영에 조금이라도 기여할 수 있도록 노력하고 있습니다. 2년 교육의 제1간호학교(주간)와 3년 교육의 조산사학과, 그리고 2007년에 설립된 통신교육과가 있으며, 모두 학생들의 높은 학습의욕 때문에 국가시험의 합격률이 매우 우수합니다.

이 학교에서는 40년 동안에 수천 명에 이르는 간호사가 배출되었는데, 그 중에는 현재 오모테산도 요시다병원의 간호부장을 비롯해서 본원에도 많이 재직하고 있으면서, 높은 수준의 간호서비스 제공을 위해서 주야로 노력하고 있습니다. 그러한 헌신적인 자세를 보면서, 이 학교의 설립의의가 충분히 달성되고 있는 것을 통감하지 않을 수 없습니다.

이와 같이 의료의 주변에는 여러 직종이나 분야가 있으며, 또 그 곳에는 비즈니스가 존재합니다. 비즈니스화된 것에는 진료보수청구 등을 하는 의사업무, 혈액검체검사업무, 침구나 시트 등을 공급하는 리넨업무, 클리닝업무, 청

소관리업무, 의료폐기물처리업무, 엘리베이터나 전기ㆍ보일러 등 보안관리업무 등이 있으며, 모두 그 대부분이 외부위탁으로 운영되고 있습니다. 앞에서 언급한 병원급식서비스 등도 포함되며, 외부위탁의 점유율이 해마다 높아지고 있습니다.

이것은 병원은 "의료"로 특화되고, 각각의 주변업무는 제각기 전문기업이 함으로써 위험을 감소시키고, 또 전체적인 서비스향상으로 직결된다는 목적에 따른 활동이며, 지금도 이러한 활동이 진행되리라 예상됩니다. 이것은 의료의 주변에도 "전문성"이 요구되는 것을 나타내는 것이라고 할 수 있겠지요.

이러한 의료의 안팎에서 전반적인 질의 향상이 있어야, 제가 면역치료에서 특화된 연구와 치료에 전념할 수 있으며, 어느 것 하나가 부족해도 정체되어 버립니다.

암으로 오시는 환자의 대부분은 암뿐 아니라 다른 몇 가지 기초질환이 있는 경우가 적지 않습니다. 그러한 환자가 안심하고 암치료를 받기 위해서는 모든 주변이 질환의 치료를 서포트하는 체제로 갖추어져 있어야 하며, 다행히 이렇게 한 건물 안에서 그러한 치료를 할 수 있다는 것은 암치료에 종사하는 자로서 매우 큰 기쁨입니다. 또한 무엇보다도 그러한 환경 속에서 많은 암환자들이 치료를 받을 수 있기를 바랄 뿐입니다.

높아가는 히가시니혼(東日本)의 치료 요구
- "요시다클리닉 · 도쿄"에 거는 기대

구마모토에서 면역치료가 본격적으로 가동되는 가운데, 문제점이 하나 생겼습니다. 그것은 본원의 치료가 매스컴 등에서 자주 소개되면서, 이 치료법을 요구하는 환자가 구마모토나 큐슈뿐 아니라, 멀리 전국에서 찾아오게 된 것입니다.

니시니혼(西日本)은 구마모토에서 대응할 수 있다 해도, 히가시니혼의 환자에게 구마모토까지 통원하게 하기는 너무 안타까운 일입니다. 그래서 1996년, 도쿄의 니혼바시(日本橋)에 사테라이트클리닉을 개업하였습니다. 요시다클리닉?도쿄가 그 병원입니다. 그곳은 입원설비를 갖추지 않은 외래전문진료소입니다. 환자로부터 채취한 혈액은 그 날 중에 구마모토의 면역센터에 보내져서, 본원에서 채취된 혈액과 같은 공정으로 림프구의 분리 · 배양작업이 이루

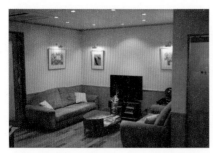

원내는 환자가 긴장을 풀 수 있는 안정된 분위기이며, 완전예약제로 환자끼리 얼굴을 마주치는 일이 없도록 배려하고 있다

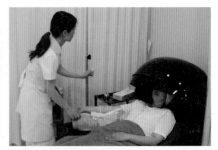

활성화된 면역세포는 약 30분만에 링거로 재주입된다. 그 동안 환자는 누워서 음악을 들으며, 편안히 치료를 받을 수 있다.

어집니다. 그리고 역시 2주 후, 배양되어 활성화된 림프구는 다시 도쿄의 클리닉으로 보내져서, 림프구가 주입되는 구조입니다.

도쿄에는 赤出川賢治 의사가 원장으로 상근하고 있습니다. 그는 치바대학 대학원을 졸업한 의학박사로, 호흡기와 면역이 전문이며, 면역요법에 관해서도 저의 한쪽 팔로서 함께 연구하는, 이 방면에서 숙련된 의사의 한 사람입니다.

이렇게 도쿄에 사테라이트를 설치함으로써, 홋카이도에서 중부지역까지는 도쿄, 그리고 관서이후의 서부지역은 구마모토라는 2극 분화가 완성되었습니다. 현재 "활성화 자기림프구 · NK세포 암치료"를 받는 환자에 한해서 보면, 구마모토에서 치료를 받고 있는 환자의 20%가 구마모토현 내에서 나머지 80%가 구마모토 이외의 아시아, 큐슈, 중국인이 차지하고 있습니다. 도쿄의 경우는 수도권에서 환자가 80%이며 나머지 20%가 홋카이도, 도호쿠(東北), 중부지역 그리고 '해외' 순입니다. 물론 홋카이도에서 도쿄로 통원하는 것도 대단한 일이지만, 구마모토에 다닐 것을 생각하면 그래도 가까운 편입니다. 이렇게 조금씩이지만, 전국 규모로 "활성화 자기림프구 · NK세포 암치료"의 창구를 늘려 가는 것이, 앞으로 저에게 주어진 사명이라고 생각하고 있습니다.

상황에 재빨리 대응할 수 있는 "단골병원"을 목표로

이와 같은 선진적인 구조를 진행하는 한편, 오모테산도 요시다병원은 공공성이 높은, 지역의료의 중핵병원으로서의 사명도 담당하고 있습니다. 병원이 내세우고 있는 이념은 "우리들은 지역주민들의 신뢰를 받고, 친숙해져서, 필요로 하는 병원을 목표로 하고 있습니다" 라고 강조해서 말하며 지역에 밀착된 위로해 주는 의료를 하는, 즉, 인근 주민 모두의 "단골병원" 을 목표로 하고 있습니다.

구마모토현은 전국적으로 보아도, 현민의 인구수에 비해 병상수가 많은 현이라고 할 수 있습니다. 이것은 구마모토대학이 역사적으로 의학부의 수준이 높고, 지방대학이면서 도쿄대학이나 오오사카대학과 같은 수준의 연구소가 있어서 전국에서 우수한 교직원이나 의학생들이 모여서, 지금까지도 수많은 우수한 의사를 배출해 왔기 때문입니다. 그 때문에 특히 급성기 병원의 수가 많아서, 의료제공체제가 충실한 지역이라고 할 수 있겠습니다. 참고로 통상은 급성기 대응형 종합병원(구급대응형으로 평균 재원일수가 10일 이내인 병원)이 인구 40~50만 명에 한 곳이 필요하다고 하는데, 인구 약 75만 명인 구마모토시내에는 그러한 병원이 3곳이나 있습니다.(제생회병원, 구마모토시민병원, 국립구마모토병원).

병원이 많다는 것은, 바꿔 말하면 그 만큼 병원에 가기 쉬운 환경이 정비되어 있다고 할 수 있지만, 의료경영자의 입장에서 보면, 그만큼 서로 절차탁마하지 않으면 존재의의가 없어져 버리므로, 상당히 수고스러운 지역이기도 합니다.

그런 지역에서 100년 이상이나 역사를 쌓아 온 본원은 지역주민의 지지로 성립되었다고도 할 수 있습니다. 그런 까닭에, "원인을 알 수 없는데 열이 내려가지 않는다" 라든가, "천식도 아닌데 기침이 며칠씩이나 계속된다" 라는, "왠지 불안" 한 상황의 환자를 진찰하고, 치료하며, 그렇지 않으면 "괜찮습니다" 라고 안심시키는, 바로 홈닥터로서의 역할도 담당하고 있는 셈입니다.

대규모병원이 아닌 본원은 상황에 재빨리 대응할 수 있는 환자에 대한 서비스를 철저히 하는 것이 장점입니다. 규모가 작아서 관료적이지 않고, 전체를 간파하여 "지금 무엇이 필요한가?", "지금 무엇을 해야 하는가?" 하는 것을 스텝 한 사람 한사람이 정확하게 생각하여 행동할 수 있는 의사소통이 좋다는 점입니다.

수진과를 모를 때는 우선 "내과"로

조금 화제가 그렇지만, 여러분은 처음에 병원에 갔을 때에 어떤 기준으로 진료과를 선택합니까? 저희들도 흔히 "어디 어디가 아픈데, 무슨 과에서 진찰을 받아야 할까요?" 라든가, "두통인 경우는 뇌신경외과에 가면 될까요?" 하는 질문을 받은 적이 있습니다. 의료제공 측이 전문성을 중시한 나머지 진료과도 세분화되어서, 환자가 처음부터 그 전문의에게 진찰을 받으려고 생각했거나 그 중에는 전문외의 의사에게 진찰을 받아서 의사에게 실례라고 생각하는 분도 있을 것 같아서, 정말 죄송하게 생각합니다.

그럼, 처음에는 어디로 가면 될까요? 대답은 간단합니다. 내과로 가면 됩니다. 물론 꽃가루증이라면 이비인후과에 가면 되고, 뼈가 부러졌다면 정형외과로 가면 됩니다.

그러나 그렇지 않고, "어디로 가야 할지 모르겠다" 라는 애매한 경우는 우선 내과로 가면 됩니다.

내과라는 곳은 병을 종합적으로 진찰하는 진료과로, 지금 있는 증상에서 생각할 수 있는 질환을 예측하고, 그 예측을 뒷받침하기 위한 검사를 합니다. 이 예측이야말로 실로 고도의 지식을 요하는 것으로, 어느 병원에서나 초진은 원장이나 진료부장클래스의 베테랑이 담당합니다. 일반인은 반대로 "처음에는 젊은 의사가 진찰하고, 거기에 대응할 수 없을 때는 베테랑선생님이 진찰하실 것이다"라고 생각하는 사람이 많은데, 실은 그렇지 않습니다. 본원에서도 기본적으로 초진 환자는 원장(吉田仁爾 의사)이 담당하고 있습니다.

그는 당뇨병과 고혈압 등을 전문으로 하고, 또 대학원에서는 약리를 연구하였으므로, 약의 사용법에 매우 정통한 의사입니다. 어느 약에는 어떤 효과가 있으며, 한편으로는 부작용이 이렇게 나타난다는 지식에서는 그를 따를 자가 없습니다. 그만큼 일반내과를 폭넓게 커버할 수 있으므로, 초진을 담당하는 데에 가장 적합한 의사라고 할 수 있겠지요.

'폭넓은 지식을 가진 의사가 초진을 담당하고, 판별하여 나누어진 각각의 전문의에게 진찰을 받는다'는 매우 이상적인 시스템이 오모테산도 요시다병원에는 구축되어 있습니다.

그것은 원내뿐 아니라, 대학병원이나 급성기 대응형병원 등 많은 후방지원병원과의 연휴도 밀접하므로, 환자에게 유용한 의료를 제공할 수 있는 환경이 정비되어 있는 점에 관해서는, 저도 매우 자랑스럽게 생각하고 있습니다.

면역치료에서 예방의학까지, 바꿔 말하면 "최첨단의 의료에서 기본적인 의료까지"를, 122침상 정도의 중규모 개인병원에서 망라하고 있는 예는, 널리 온 일본을 봐도 그렇게 많지 않을 것입니다. 이것은 제가 임상의로서 오랜 세월에 걸쳐서 생각해 온 이상적인 병원상이며, 또 틀림없이 장래 환자에게 지지받을 병원의 모습을 나타내는 하나의 모델케이스라고 생각합니다.

지금도 1년에 몇 번이나 매스컴의 취재를 받고 TV나 신문, 잡지 등에서 반복 소개되고 있는 것 하나 하나를 보더라도, 본원에 대한 주위의 기대를 절절히 느끼고, 무엇보다도 모델케이스로서 실패할 수 없다는 부담감을 통감하고 있습니다.

그러나 이것은 의사이면서 경영자인 제게, 나 자신이 짊어진 부담감이며, 그 중압감에 무너질 수는 없습니다. 무엇보다도 오모테산도 요시다병원을 믿고 지역뿐 아니라 멀리에서도 많은 환자들이 오시는 상황에서, 이사장 겸 총원장인 제가 그 기대를 저버리는 것은 용납할 수 없습니다.

암치료의 변천

오모테산도 요시다병원의 면역연구그룹은 오랜 세월에 걸쳐서 암의 면역치료를 테마로 연구해 온 셈인데, 그렇다면 연구를 비롯한 당초 목표의 어느 정도나 달성했는가? 하고 묻는다면, '날은 저물고 갈 길은 아직도 멀다'라고 할 터, 좀처럼 목적지가 보이지 않습니다.

단지, 암치료를 둘러싼 환경이 크게 변화되었습니다. 그 중에서도 가장 큰 변화라고 하면 "고지"겠지요. 예전에는 환자에게 암이라는 사실을 마지막까지 감추고 치료를 계속해야 했던 것이, 현재는 대부분의 케이스에서 고지가 이루어지고, 그렇게 함으로써 여러 가지 효과적인 치료를 집학적으로 할 수 있게 되었습니다. 이것에 의해서, 저의 경험적인 관측에서는 진행암이라도 평균 20~30%의 5년 생존률을 유지할 수 있게 되었다고 생각합니다.

제가 의사가 되었을 무렵에는 암이 발견되면 반년 이내에 대부분의 환자가 죽었습니다. 이러한 상황에서는 고지가 어려우므로 어쩔 수 없었겠지요. 그러나 이렇게 검진체제가 정비되어, 조기발견을 할 수 있게 되고, 고도의 치료가 가능한 시대가 되면 고지하는 것도 당연한 일이겠지요. 그러한 시대의 변화 속에서 제가 추구하는 연구테마도 조금씩 변화하고 있는 것도 사실입니다.

그리고 이러한 고도의 의료로 치료성적이 좋아지는 암이라도, 진행암이나 전이암에서는 지금도 종래의 치료법에는 좀처럼 대항할 수 없는 것이 실정입니다. 그래서 등장한 "제4의 치료법"인 면역치료의 효과는, 저로서는 오랜 연구의 집대성이라고 할 수 있는 것입니다.

종래라면 '이제 손을 쓸 수가 없다'고 단념해야 했던 환자라도 아직 치료법이 남아 있다는 기쁨, 게다가 그것이 생존율을 높이는 가능성이 높은 치료법이라면, 환자로서도 의사로서도, 이렇게 큰 기쁨은 없을 것입니다.

국제적인 연구의 교류, 한국이나 중국에서 강연

우리들 연구그룹은 근래 10년간, 일본 암학술총회나 일본 암치료학회 등에서 기초적인 연구성과와 암면역치료의 임상성적에 관하여 많은 보고나 강연을 해 왔습니다. 이 발표들은 국내는 물론, 국외의 연구자들로부터도 큰 주목을 모으게 되었습니다. 오모테산도 요시다병원의 평판은 일본에서 점차 해외로 확대되어, 몇 년 전부터 아시아, 특히 한국에서의 수신자가 증가하기 시작했습니다. 2012년 10월에는 동남아시아의 창구로서 부산에 '오피스 요시다'

를 오픈하였습니다. 이태규(Tay-Kyoo Lee) 소장이 열심히 활동하고 있으며, 저는 2013년 5월에 부산대학의료센터에서 강연했습니다. 2013년 9월에는 부산에서 열린 의료박람회에 현지신문사의 주체로 부산대학과 합동세미나도 개최하였습니다.

2006년 초에는 한국의 메디아 두 곳에서 취재를 받고, 그 후에는 중국의 면역학자 · 董發明 (Dong Fa-Ming) 박사의 방문을 받았습니다. 동 박사는 중국 강서의과대학을 졸업 후 중국정부에서 국비유학생으로 큐슈대학 의학부에서 유학하고 대학원에서 면역학 연구를 하며, 학위를 취득하신 분입니다.

그런 동 박사의 말에 의하면, 인구 13억 6000만 명의 중국에서는 의료사정이 일본에 비하면 상당히 열악하다는 점. 일본과 같은 건강보험제도가 없어서, 병에 걸려서 병원에 가면 치료 전에 비용의 유무를 확인하고, 돈이 없다고 하면 창구에서 진료를 거부해 버린다고 합니다.

그런 가운데에서 동 박사는 국가의 사정은 달라도, 암으로 고생하는 환자를 돕는 것이 본인들 의사의 사명이며, 그 최첨단치료를 하는 현장을 공부하고 싶다며 본원을 방문한 것이었습니다. 동 박사를 본원 면역센터의 CPC에 안내하면서 의견을 교환했는데, 확실히

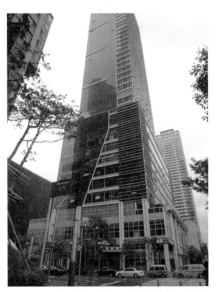

2012년 10월 요시다병원 동남아시아 사무실 개소

면역학을 전공해서인지 이해도 빨라서, "이런 선진적인 치료가 중국에는 없어서, 아무쪼록 중국의 암환자에게도 이러한 치료를 받게 하고 싶다"고 말씀하셨습니다.

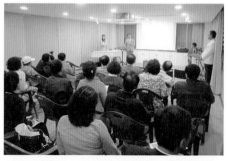

2013년 5월에 부산대학의료센터에서 행해진 면역세미나

그 후 동 박사는 제 앞으로 중국 위생국(일본의 후생노동성)에서의 초대장과 강연의뢰를 가지고 다시 본원을 방문하여, 저도 그 열의에 감동하여 지난 번 방문하고 온 바가 있습니다.

암환자를 구하고 싶다는 바램은 우리들 의사로서 만국공통의 생각이며, 의료에 국경이 없다는 것을 실감케 합니다. 인류의 번영이 계속되는 이상, 우리들 의사는 암으로 고생하는 사람들을 구할 사명이 있다는 것을, 다시 한번 명심하고 앞으로의 연구와 임상에 전념하며 살아가려고 생각하고 있습니다.

"활성화 자기림프구 · NK세포 암치료"

Q & A

"활성화 자기림프구 · NK세포 암치료" Q&A

지금까지도 저는 TV나 라디오 등의 출연, 또 신문이나 잡지의 취재를 통해서, "활성화 자기림프구 · NK세포 암치료"에 관하여 설명을 해 왔습니다. 그러나 프로그램이라면 출연시간에, 신문 · 잡지라면 지면의 레이아웃 등의 상황에 따라서, 전하고자 하는 모든 내용을 얘기할 수 없는 경우도 있습니다.

이러한 매스컴에서 "활성화 자기림프구 · NK세포 암치료"가 거론될 때마다, 그것을 보는 환자나 그 가족으로부터 상세한 질문을 받는 경우가 적지 않습니다. 그래서 본고의 마지막에 그렇게 흔히 하는 질문에 Q&A 방식으로 대답하였습니다. 이 치료법에 흥미를 가지신 분들에게, 그리고 암치료에 전념하고 계시는 환자들에게 참고가 되었으면 합니다.

Q1 "활성화 자기림프구 · NK세포 암치료"는 어떤 암에나 효과가 있습니까? 특히 효과가 큰 암이나 반대로 그다지 성적이 좋지 않은 암이 있습니까?

A1 지금까지 약 20여 종의 암에서 확실한 효과를 확인했습니다. 특히 유방암, 간암, 전립선암, 폐암 등에서는 현저한 효과를 나타내고 있습니다. 또 일본에서는 환자의 수가 적지만, 국제적인 평가에서는 이 면역치료가 '악성흑색종'이라는 피부암에 특히 높은 효과를 나타냈다고 합니다. 반대로, 백혈병과 같은 혈액성 암에는 유감스럽게도 효과를 기대할 수가 없어서 이 치료의 대상이 되지 않습니다. 이것은 종래의 면역치료와 같습니다.

Q2 인터넷이나 신문 등에서 활성화 림프구에 의한 면역치료를 하는 의료기관이 흔히 소개되고 있는데, 그러한 곳에서 행해지는 면역치료와 오모테산도 요시다병원의 면역치료는 어떻게 다릅니까?

A2 환자의 혈액에서 분리한 면역세포를 배양할 때에 배양액을 사용하는데, 본원의 면역치료에서 사용하는 배양액은 본원의 연구에 의해서 독자적으로 만들어 낸 것으로, 배양효율이 우수하여, 면역세포의 활성화면에서 매우 뛰어난 배양액입니다. 또 종래의 면역치료는 림프구의 T세포를 주로 배양하고 있는데, 본원에서는 NK세포도 높은 밀도로 증식 · 활성화되므로, 보다 효율적으로 암의 진행을 억제할 수 있습니다. 게다가 또 한 가지, 본원의 면역치료와 다른 의료기관의 면역치료의 차이는 환자로부터 채취한 혈액에서 면역세포를 분리하여 배양하는 작업을 원내에서 하는지 아니면 근처에서 외주하는지—의 차이입니다. 대부분의 의료기관에서 하고 있는 방법은 채혈과 재주입 만을 자원에서 하고, 가장 신경을 쓰는 "배양" 작업은 다른 기업이나 연구소에 외주하고 있습니다. 그래서 채혈한 후의 2주 동안은 면역세포의 미묘한 변화를 볼 수가 없습니다. 본원에서 하는 면역치료의 경우, 구마모토의 본원은 물론 도쿄의 클리닉에서 채취한 면역세포도 구마모토의 본원 내에 있는 자비의 세포가공센터에서 배양작업을 하고 있어서, 배양이 잘 진행되고 있는가 하는 상세한 데이터를 언제라도 확인할 수 있습니다. 상대가 암환자인 만큼 우리들 의사도 한 사람 한 사람의 환자가 머리에서 떠나지 않습니다. 그래서 항상 면역세포증식과정을 상세히 체크하고, 병상을 파악하면서 앞으로의 치료법을 검토해 가기 위한 자료로 할 수 있는 것입니다. 추가적으로 세포가공센터의 위생면에서의 안전성도, 다른 기업이나 연구소에 맡기는 것은 역시 불안합니다. 그러한 모든 위험을 해소하기 위해서도, 모든 가공을 일괄하여 할 수 있는 세포가공센터를 가지고 있다는 점이 본원의 최대 강점이 아닐까 자부하고 있습니다.

Q3 "활성화 자기림프구 · NK세포 암치료"를 받으려고 하는데, 수진하는 데에 어떤 조건이 있습니까? 또 입원하여 치료를 받을 수 있습니까?

A3 이 치료법은 환자 본인의 면역세포를 배양 · 활성화시켜서 다시 환자의 몸으로 되돌아가게 함으로써 암에 대한 저항력을 높이는 것입니다. "활성화 『자기』림프구 · NK세포 암치료"처럼 자기, 즉 환자 자신의 면역세포를 사용하는 치료법입니다. 그러니까 처음 면역세포가 너무 적으면 치료가 어렵겠지요. 그럼, 면역세포의 수가 어느 정도이면 치료가 가능한가 하면, 개별 검사결과나 그 시점에서 환자의 상태에 따라서 다르므로 일괄적으로는 말할 수 없지만, 제가 언제나 환자에게 말하는 한 가지 기준으로 "스스로 식사를 할 수 있을 정도"입니다. 즉, 식욕이 조금 떨어진 것은 어쩔 수 없지만, 완전히 식욕이 스톱되어 링거로 영양을 보급하고 있는 상태라면 치료를 시작해도 효과가 그다지 없습니다. 양이 적더라도 스스로 식사를 할 수 있는 상태라면, 면역세포의 수도 치료 시작의 기준에 미치는 경우가 많습니다. 또 이 치료법은 전문외래에서 통원치료만을 기본으로 하고 있습니다.

Q4 현재 항암제로 화학요법을 받고 있는데, "활성화 자기림프구 · NK세포 암치료"와 병행하여 받을 수 있습니까?

A4 가능합니다. 지금까지 임상시험의 결과를 보면, 화학요법과 병행하여 면역치료를 한 경우, 화학요법의 효과를 촉진시키면서 부작용의 발현을 큰 폭으로 억제하는 것을 알 수 있습니다. 항암제는 암세포뿐 아니라 정상세포도 공격하므로 부작용이 일어나지만, 면역세포를 활성화시킴으로써 항암제에 의해 정상세포가 받는 damage를 최소한도로 억제하는 작용이 있으리라 생각합니다. 또 화학요법뿐 아니라, 수술이나 방사선요법 모두 병용이 가능합니다. 통상, 수술 후에 "수술로 만일 암조직을 잘라내지 못한 경우"를 상정하여, 전이나 재발방지의 목적으로 항암제를 사용하는 경우가 많은

데, 그 때에도 면역치료를 하면 매우 높은 효과를 얻을 수 있다는 것이 밝혀졌습니다.

Q5 "활성화 자기림프구 · NK세포 암치료"를 받고 있는 동안, 생활면에서 주의해야 할 점이 있습니까? 부작용은 어느 정도인가요?

A5 치료 중, 일상생활에서 특히 제한을 받는 것은 없습니다. 식사도 좋아하는 것을 먹어도 상관없고, 너무 많이 먹지 않을 정도의 알콜도 괜찮습니다. 단, 암의 진행을 촉진시킬 위험성이 있는 담배는 가능하면 삼가십시오. 무리한 운동을 할 필요는 없지만, 몸의 상태가 좋으면 산보 등 몸에 무리가 가지 않을 정도로 몸을 움직이는 것도 권장합니다. 참고로 지금까지 본원에서 "활성화 자기림프구 · NK세포 암치료"를 받으신 환자 중에서 부작용이 나타난 분은 한 사람도 없습니다. 매우 안전성이 높은 치료법이라고 할 수 있지요.

Q6 "활성화 자기림프구 · NK세포 암치료"를 받는데 비용은 어느 정도 듭니까?

A6 현재 이 치료법은 건강보험이 적용되지 않으므로, 1세트(2주×6회)에 약 180만 엔의 치료비가 필요합니다. 현재 이 치료법은 국내의 대학병원 몇 곳에서 "고도선진의료"의 지정을 받고 임상시험이 행해지고 있으며, 그 곳에서의 치료성적에 따라서는 장래 건강보험이 적용될 가능성이 있습니다. 누구나 당연히 이 치료의 은혜를 받을 수 있는 날이 하루라도 빨리 오기를 희망합니다.

Q7 "활성화 자기림프구 · NK세포 암치료"를 받기 위해서는 현재 다니고 있는 병원에서 소개장을 받아야 합니까?

A7 소개장이 없어도 치료가 가능하지만, 가능하면 현재 주치의의 동의를 받는 것이 원칙입니다. 현 상태에 이르는 지금까지의 치료경과나 치료방침을 참

고로 하기 위해서도, 또 현재의 주치의로부터 영상이나 데이터 등을 이용하는 편이 쓸데없는 검사를 생략할 수도 있습니다. 그 중에는 면역치료를 이해하지 못하는 의사도 있지만, 일단 상담을 한 후에 내원하실 것을 권장합니다.

Q8 가족이 암이라고 진단받았는데 아직 알리지 못한 상태입니다. 알리지 않은 채로 "활성화 자기림프구 · NK세포 암치료"를 하는 것이 가능합니까?

A8 가능하면 알리는 편이 낫겠지만, 아무래도 불가능한 경우는 가족과 상담하면서 대책을 검토해 가게 되는데, 한번 병원에 상담을 해 보시기 바랍니다.

Q9 "활성화 자기림프구 · NK세포 암치료"를 한 번 시작하면 평생 계속해야 합니까?

A9 그렇지 않습니다. 이 치료의 목적은 암의 진행을 제어하는 데에 있으며, 그 목적이 현 상태에서 50~60%의 확률로 실현되고 있는 셈입니다. 그러니까, 암의 진행만 제어할 수 있으면, 치료를 일시적으로 정지 또는 종료하는 것도 충분히 있을 수 있습니다. 물론 치료에 따라서 효과가 나타난 후에도 전이나 재발의 예방에 충분히 신경을 써야 하며, 정기적으로 검사를 받아야 하지만, 그러한 경우는 치료 중에도 자세히 데이터를 분석하고 있으므로, 그것을 근거로 환자와 의사가 서로 대화하면서 치료방침을 세워 갑니다.

Q10 "활성화 자기림프구 · NK세포 암치료"를 시작하면 2주에 1번 병원에 가야 하는데, 직장 등으로 이 간격에 문제가 생긴 경우, 치료 효과에 영향을 미칠까요?

A10 면역세포의 배양은 2주에서 3주 계속하는 것이 가능하므로, 사전에 연락하면 상황에 맞는 적당한 날로 치료일을 변경할 수가 있습니다.

Q11 "활성화 자기림프구 · NK세포 암치료"는 전이암이나 진행암(말기암) 만을 대상으로 하고 있는 것인지요? 조기암이나 암이 아니지만 예방적으로 이 치료를 받고자 하는 경우는 치료를 받을 수가 있을까요?

A11 기본적으로 진행암환자가 대상인 경우가 많지만, 암수술을 받은 후에 재발이나 전이를 예방할 목적으로 "보조요법"으로 하는 경우가 있습니다. 통상 이 보조요법은 항암제를 투여하지만, "활성화 자기림프구 · NK세포 암치료"로 하면 부작용으로 고생하는 경우가 없으므로, QOL도 높게 지낼 수가 있습니다.

제 4 장

Q12 "활성화 자기림프구 · NK세포 암치료"를 받을 때에, 따로 검사도 받는지요?

A12 치료 전후에 필요에 따라서 말초혈액상, 생화학적 검사, 종양마커, 면역파라메타 (NK세포 활성, 림프구세포 표면마커 등) 흉부 X선, CT스캔, 초음파 검사 등을 받습니다. 모두 환자에게 큰 부담을 주는 검사가 아니라 편안하게 안심하고 받을 수 있습니다. 이 검사결과를 비교 검토하면서 그 후의 치료방침을 세워가게 됩니다.

Q13 "활성화 자기림프구 · NK세포 암치료"를 더욱 진화시킨 치료법이 개발되었다고 들었는데, 그 치료를 받을 수가 있을까요?

A13 우리들의 연구노력이 결실을 맺어서, 면역세포인 NK세포를 총괄하는 입장인 NKT세포라는 수가 적은 면역세포를 증식시키는 방법을 확립하는 데에 성공했습니다. 이것을 현재 "활성화 자기림프구 · NK세포 암치료"에 응용하면, 현 상태에서 50~60%인 암제압율이 "플러스 20%"도 가능하리라 생각합니다. 이 연구성과는 이미 2005년 일본 암학회 총회에서 발표하였고, 많은 매스컴에서 거론되었다는 점에서, "바로 그 치료를 받고 싶다"는 문의를

받고 있습니다. 이 밖에도 $\gamma\delta$(감마델타) T세포치료도 도입되어, 표적물질로 림프구를 더욱 활성화시키면 암세포가 아포토시스(자살)를 일으키는 치료법도 연구를 실시 중입니다. 이와 같이 본원에서는 면역세포를 복합적으로 하는 치료법의 연구가 추진되고 있습니다.

제5장

암은 죽을 병이 아니다
당황하지 말자! 포기하지 말자!

"암"이라고 진단받아도 당황할 필요가 없다

"암"이라고 해서 포기하는 시대가 아니다

본서를 쓰기 시작하기 전에 우선 생각한 바가 있습니다.

일반서적으로서 "암치료"에 관해서 지금까지 많은 책이 출판되었는데, 환자나 그 가족이 읽었을 때, 과연 어느 정도나 이해했을까—하는 의문이었습니다. 우리들 의사조차도, 그 막대한 전문용어에 쩔쩔매는 경우가 많은데, 일반인들이 거기에 쓰여 있는 것을 읽는다는 것이 상당히 번거롭지 않을까 생각한 적이 적지 않았습니다. 그래서 오랜 세월에 걸쳐서 임상의로서 많은 환자를 진료해 온 사람으로서, "암치료"를 테마로 한, 가능한 한 쉬운 말로 된 책을 쓸 수 없을까 생각하게 된 것입니다.

그리고 나서 저의 전문분야인 "암의 면역요법"에 관하여, 단편적으로 문장을 쓰기 시작했습니다. 시작해 보니, 제가 임상의로서, 또는 연구자로서, 병원 경영자로서 걸어온 발자취나, 우리들이 매일 활동하고 있는 병원의 최전선에서 행하는 일을 소상히 밝힘으로써, 독자들이 보다 깊이 이해할 수 있지 않을까? 생각하게 된 것입니다.

그래서 본서에서는 오모테산도 요시다병원에서 우리들 면역연구그룹이 추진해 온 "활성화 자기림프구·NK세포 암치료"의 연구내용과 실적, 그리고 앞으로의 전망에 관하여 자세히 해설하였습니다. 이 치료법을 축으로, 그 연구나 치료를 둘러싼 환경에 관해서도, 도표나 사진 등의 도움도 빌리면서, 가능한 한 알기 쉽게 해설하였습니다.

이 책 속에서 가끔 언급해 왔지만, "암" 이라는 병은 결코 죽을 병이 아닙니다. 정확한 진단과 보다 빠른 치료로 현재는 68% 이상의 확률로 치료하게 되었습니다.

사인의 3분의 1을 암이 차지하게 된 것은 사실입니다. 그러나 그것은 바꿔 말하면 "사람은 누구나 암에 걸릴 수 있는 시대가 되었다" 라고 할 수 있습니다. 암환자의 90% 이상이 고지를 받게 되었다는 사실이 그것을 증명한다고도 할 수 있겠지요.

암이 발생하는 메커니즘은 매우 다양합니다. 60조 개나 되는 인간의 세포에 200종류나 되는 장기……. 언제, 어디에, 암이 발생한다 해도 결코 이상한 것이 아닙니다. 추가로 인간은 34억 개나 되는 유전자를 가지고 있으며, 다른 병처럼 간단히 백신을 만들 수도 없습니다. 자신의 체내에 발생한 암세포를 신속히 발견하여, 면역세포에게 공격하게 하는, 즉 자신의 체내에서 '체내백신' 을 만들어서 암을 격퇴하는 방법보다 더 좋은 방법이 없습니다.

그리고 그 생각을 구현화한 것이 바로 이 "활성화 자기림프구 · NK세포 암치료" 라고 할 수 있습니다. 최근 흔히 사용되는 말에 "order made 의료" 라는 것이 있는데, "활성화 자기림프구 · NK세포 암치료" 야말로 order made 의료의 대표라고 할 수 있습니다.

이 책을 읽으신 분은 이미 이해하셨으리라 생각합니다만, "암" 이라고 진단 받았다고 해서, 당황할 일이 아닙니다. 또는 "암" 이라고 해서 포기할 필요도 없습니다.

최근 의료계에서는 암을 "오랜 시간 경과를 요하는 만성질환" 이라고 자리 매김하여, 충분히 시간을 들여서 치료법을 검토해야 할 질환이라고 생각한다는 것입니다.

　신뢰하는 주치의가 있다면 그 선생님과, 단골의사가 없는 경우는 우리들과 같은 코디네이터(상담의) 역할을 하는 의사와 상담하여, 자신의 병태에 맞는 최선의 치료법을 찾아내는 것이 중요한 것입니다.

　반복하지만, 결코 당황할 일이 아닙니다. 그리고 절대로 포기할 필요도 없습니다. 인류는 머지않아, 암이라는 오랜 숙적을 무찌를 날이 오리라는 것을, 저는 스스로의 경험상, 강하게 믿고 있습니다.